DENTURE 1st book
増補改訂版

ビジュアルでわかる総義歯製作"超"入門

前畑 香（神奈川県・ナカエ歯科クリニック）

材料等の情報刷新！ 長期予後を追加収載

初心者でも"落第点をとらない"

総義歯製作のポイントを

写真で魅せる！！

Dd デンタルダイヤモンド社

はじめに

義歯治療なんて大嫌い。

総義歯治療なんてもっと嫌い。

義歯治療の何が面白いのかわからないし、まったく興味がわかない。

個人トレーを作って……、コンパウンドを使って……、筋圧形成をして……。

義歯治療は面倒くさい。

最悪なのは、"コンパウンド"。

温めすぎるとデロデロして使えないし……。

温めていないとすぐに固まるし……。

コンパウンドは使い勝手が悪いし、イメージが悪いから、もともと嫌い。

人工歯排列なんて……、無理でしょ！　無理！　無理！

クラウンのワックスアップもできないのに人工歯排列なんてもっとできない。

人工歯排列を勉強するぐらいなら、もっと別の勉強をしたい。

ダイレクトボンディングだとか、歯周外科だとか、インプラントだとか……。

人工歯の調整だって……、一度削ったら、元に戻せないし、触るのが怖いんだよね。

総義歯の印象だって……、パパみたいに30年以上のキャリアがあれば、完璧に採れるだろうけど、卒業して6年の私が、有歯顎の印象だって下手なのに、総義歯の印象なんて、どう考えても下手だから、無理でしょ。

過去に勤めた病院も、いま勤めるパパの病院も、義歯治療は院長先生の十八番。

義歯の調整だって、研磨だって……、決して触ることを許されない。

そもそも卒業してから義歯治療をしたこともないし……。

どうせ代診の私には、義歯治療を行う患者もいなければ、チャンスもない……。

義歯治療なんてパパが行えばよいのだし、私はそれ以外の治療を分担すればよい。

義歯治療なんて……、やっぱり大嫌い。

2006年　前畑 香（30歳）

2006年、院長であった父が大動脈瘤破裂で、急に他界した。父の生前、私は父と仕事に関する口論が絶えず、衝突を繰り返していた。そのため、父から歯科技術を直接的に教えてもらうことはなかった。父が亡くなった翌日（奇しくも私の31歳の誕生日）から、私は院長となり、そして人生の大きな転機を迎えた。しかし、当時卒後６年だった私は、義歯治療を見学したことはあっても、一度も治療したことがなかった。

　しかし、私は、総義歯治療に関する"武器"をもっていた。それは、父が亡くなる１ヵ月前に、渡辺宣孝先生からご教授いただいたアルギン酸２回法印象であった。父が生前に治療した患者の模型や装着義歯を参考に、渡辺宣孝先生が行うアルギン酸２回法印象と、父が行っていたティッシュコンディショナーを用いた咬座印象を見様見真似で行い、総義歯治療に臨んだ。

　概形印象としてのアルギン酸２回法印象と最終印象としてのティッシュコンディショナーを用いた咬座印象を行うと、経験や技術がない私でも、印象が意外にもよく採得できていることに気がついた。「印象採得がどうにかなれば、総義歯治療もどうにかなるだろう」と考えながら、その後、多くの先生方の影響を受けた。そして、現在40歳を迎える私は、総義歯治療が大好きになった。

本書を手に取ってくださった方々へ

　31歳まで総義歯治療を一度も行ったことがなく、総義歯治療が大嫌いだった私が考えるこの本のコンセプトは、"料理本のような総義歯治療の本"です。マンガ世代、スマホ世代の総義歯治療の経験が浅い先生方や総義歯治療の苦手な先生方に、総義歯の楽しさを伝えるためには、料理本のように、文章や注釈を読まなくても、写真で内容が理解できるものを作らなくてはならないと考えました。文章で総義歯治療を学ぶのではなく、写真を追いながら総義歯を学ぶ"総義歯治療の入門の入門書"として手に取っていただき、少しでも総義歯治療の楽しさをわかっていただければ幸いです。

CONTENTS

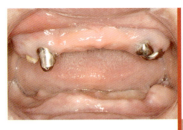
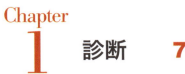
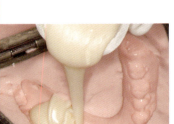
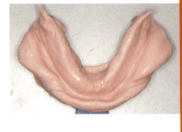

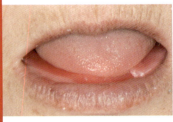
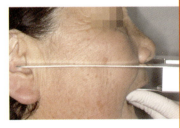

Chapter **1** 診断　**7**

Chapter **2** 暫間義歯の必要性　**13**

Chapter **3** 概形印象　**31**

Chapter **4** 咬合採得前に行う咬合床調整とロウ堤調整　**43**

Chapter **5** 咬合採得　**53**

Chapter **6** 人工歯排列（前歯部人工歯排列）　**63**

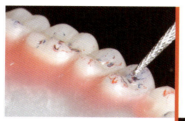

Chapter 7
咬座印象前に行うロウ義歯試適
（臼歯部人工歯排列）　　**71**

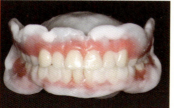

Chapter 8
咬座印象（機能印象）　　**79**

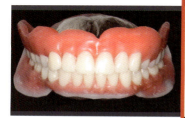

Chapter 9
咬座印象後に行うロウ義歯試適　　**93**

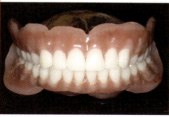

Chapter 10
最終義歯セット　　**101**

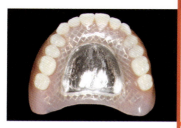

Chapter 11
術後10年　　**113**

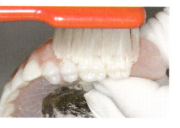

Chapter 12
その他　　**117**

Chapter
1

診断

　総義歯治療に限らず、歯科治療を始めるにあたり、診査・診断は重要である。ところが、「患者全員に対し、成書に記載された詳細かつ膨大な診査項目を実践しているか」と尋ねられると、その回答は残念ながら "NO" である。日々の限られた診療時間のなかで、重点をおくべき総義歯治療の診査項目に、ネガティブポイント（総義歯治療を困難にさせる要因）の把握がある。これを把握することで、総義歯の咬合・顎位・形態などに反映され、治療の失敗を回避できるものと考える。総義歯治療の最終目的は、"安定した顎位に調和した咬合を与えること" と "口腔周囲筋とそれに連動する粘膜が義歯床と調和し、維持・安定すること" である。

　本章では、総義歯治療の最終目的を達成させるために最低限必要な診断ポイントからネガティブポイントを整理する。

主訴の原因を考えた
総義歯治療の戦略

　総義歯治療の最終目的は、"安定した顎位に調和した咬合を与えること"と"口腔周囲筋とそれに連動する粘膜が義歯床と調和し、維持・安定すること"と考える。

　つまり、主訴の原因は、総義歯治療の最終目的から考え、"咬合・顎位"が原因なのか、"義歯床の形態・適合"が原因なのか、大きく2つに分けられる。

　そのため、総義歯治療に必要な診査・診断も"咬合・顎位"に関与するのか、"義歯床の形態・適合"に関与するのか、分けて考える。

概形印象採得から予測する
治療のネガティブポイント

　一般的に無歯顎における概形印象の目的は、研究用模型製作と個人トレー製作と謳われている。厳密にいうと、個人トレー製作を目的とした概形印象は、総義歯製作における概形印象の役割を果たしており、あくまでも総義歯の義歯床外形に必要な解剖学的ランド

マークが採得されていることを暗黙の了解としている。

　しかし、総義歯治療の失敗を回避するためにも、概形印象の目的を、研究用模型製作用の概形印象と、総義歯製作における概形印象に明確に分けて考える必要がある。あらかじめ口腔内診査を行ったにもかかわらず、著しい顎堤吸収、骨隆起、高口蓋、そして口腔周囲筋とそれに連動する粘膜の付着位置や筋力の違いなどを、トレー試適や印象採得過程で気がつくことはないだろうか。無歯顎の診査・診断は、トレー試適や印象採得過程からすでに始まっているといっても過言ではない。

　研究用模型製作の概形印象採得時に、印象を阻害するネガティブポイントを把握し、概形印象採得、さらには最終印象採得時に反映させることが重要である。

ネガティブポイントが後顎舌骨筋カーテンの場合の印象対処例
【☞　P.11】

　後顎舌骨筋カーテンは、トレーの辺縁が短い場合、トレーを押しのけるようにせり出してくる。後顎舌骨筋カーテンがせり出さないように印象採得を

行わないと、後顎舌骨筋窩の印象採得ができず、床外形線を決めることができない。概形印象時に後顎舌骨筋カーテンがせり出し、後顎舌骨筋窩部の形態確認ができないことを把握した場合、概形印象では後顎舌骨筋窩部のトレー辺縁をコンパウンドで伸ばすか、後顎舌骨筋窩を深く印象採得できるトレーを選択する。

総義歯製作に最低限必要な
診断ポイント
──ネガティブポイントから最終義歯の形態を予測する

【☞　P.10〜11】

　総義歯治療の教育上用いられる成書に記載された「診断」の章では、詳細かつ膨大な診査内容が記載されている。もちろん、詳細かつ膨大な診査内容は、臨床上すべて必要な項目である。

　しかし、限られた診療時間のなかで、その内容をすべて網羅することは不可能に近く、しかも診査・診断内容が治療内容に活かされていないと意味がない。そのため、総義歯治療に必要な診査・診断を"咬合・顎位"に関与するのか、"義歯床の形態・適合"に関与

するのかにを分けて考え、さらにネガティブポイント（総義歯治療を困難にさせる要因）の把握を行う。

　ネガティブポイントは、"咬合・顎位"および"義歯床の形態・適合"にかかわる治療を困難にさせる要因である。よって、このポイントを把握し、総義歯治療に活かすことで、失敗を回避できると考える。

総義歯治療によくありがちな質問
「総義歯治療には"印象"と"咬合"のどちらが重要項目か？」を考える

　総義歯の成書の多くに、「総義歯治療には"印象"と"咬合"のどちらが重要項目か？」と問題提起されている。その回答の多くに"印象より咬合"と記されている。"義歯床の維持・安定"が図れたとしても、"安定した顎位に調和した咬合を与える"ことができなければ、不正咬合による義歯のズレから、顎偏位や義歯性疼痛・義歯性潰瘍などを引き起こす。結果として、義歯床の維持・安定もできなくなる。

　しかし、この問題提起の"印象"と"咬合"は、漠然とした内容であり、"印象"は"どの程度採得された印象"なのか、"咬合"は"どの程度安定した咬合"なのかが示されていない。"印象"と"咬合"を評価するにあたり、"印象"は"義歯床外形が最低限決定できる印象面をもつ印象"であり、"義歯床外形が決定できない印象面をもつ印象"では咬合床すら製作することができないため、"咬合"を語ることはできない。義歯床外形が最低限決定できる印象面には、解剖学的ランドマークの獲得が必要である。

　「総義歯治療には"印象"と"咬合"のどちらが重要項目か？」を考える前に、"義歯床外形が決定できる印象面をもつ印象"なのかを改めて確認する。

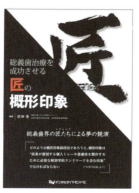

『総義歯治療を成功させる匠の概形印象』（デンタルダイヤモンド社）

総義歯治療に最低限必要な診断ポイント

×　ネガティブポイント

─　咬合・顎位に主に関与する診査項目
─　義歯床の形態・適合に主に関する診査項目

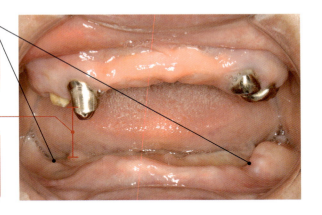

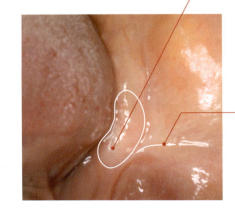

☑ **左右側の顎堤傾斜**　異なる

× 下顎顎堤傾斜が最も凹んだ部分を咀嚼中心としたとき、左右側で咬合圧のかかり方が異なる[1]

☑ **顎間距離**　短

× 顎間距離が短い場合、人工歯歯冠長径を短くしたり、金属床のフレームワークに影響を及ぼすことがある

☑ **レトロモラーパッドの形態**　細長い

大きく、洋梨状の形態の場合、義歯床辺縁封鎖に優れている

× 縦に細長く、内側へ倒れている形態の場合、レトロモラーパッドによる義歯床辺縁封鎖が期待できない

☑ **染谷のスジの有無**　有

肉眼で確認できるのは11％、頬粘膜をミラーや指で外側へ広げて確認できるのは27％と言われている[2]

× 染谷のスジの動きは、義歯を跳ね上げる原因となる

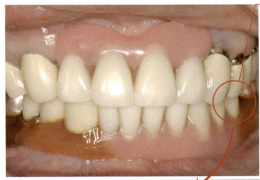
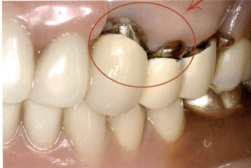

☑ **使用義歯装着時の咬合不良と顎位のズレ**　有

× 顎位がズレている場合、義歯が歪む（本症例はコーヌス義歯のため顎位のズレによる義歯の歪みがわかりやすい）。顎位のズレ、顎関節形態や頭位の傾き、姿勢の歪みは、治療用義歯で修正ができないことがある

☑ **口輪筋、頬筋およびそれに連動する粘膜の強さ**　強

× 筋の強さや、運動量がある場合、ニュートラルゾーンに配慮した義歯形態を確立させ、前歯歯頸部唇側研磨面形態を凹形態にする

☑ **咬合高径**　低

× 長期にわたる低位咬合の咬合挙上量に配慮しないと、顎堤粘膜に疼痛を起こす

☑ **顔貌の左右対称性**　有

× 顎位のズレを原因とする顔貌の左右非対称ではなく、瞳孔の高さや頬骨弓の高さのように骨格の歪みを原因とする顔貌の左右非対称は、治療義歯で修正ができない

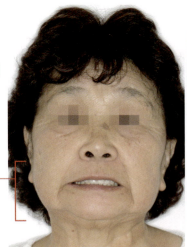
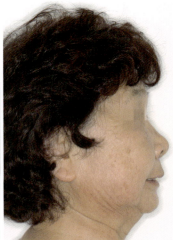

1 診断

- ☑ **顎関節形態** 良
  - ✗ 顎関節の器質的変化や機能障害がある場合、治療用義歯で顎位改善が困難になる。
  退行性変化による平坦な顎関節の場合、咬頭傾斜角のついた解剖学的人工歯が許容できないことがある

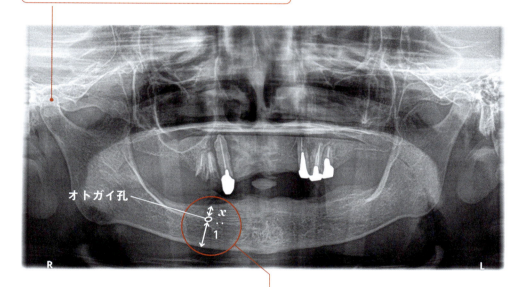

オトガイ孔

- ☑ **唾液の有無** 有
  唾液は義歯床と義歯床下粘膜の間に介在し、義歯を吸着させるうえで維持力となる
  - ✗ 唾液が少ない場合、唾液による義歯の維持が期待できない

- ☑ **顎堤吸収状態** 中等度
  パノラマX線写真による顎堤分類[3]
  （オトガイ孔上部歯槽骨量：オトガイ孔から下顎下縁＝$x:1$）
  良型　$x \geq 1$
  中等度　（良型と悪型の中間）
  悪型　$0 \fallingdotseq x < 1$（残存骨量がほとんど喪失）
  - ✗ オトガイ孔の露出は、義歯装着時に疼痛を起こす可能性がある

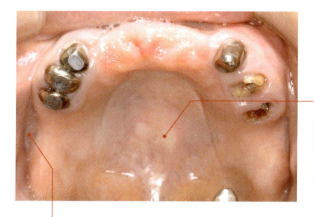

- ☑ **骨隆起の有無** 無
  - ✗ 口蓋に骨隆起がある場合、口蓋後縁封鎖ができず、無口蓋義歯にせざるを得ないことがある

- ☑ 上顎 **バッカルスペースの量** 狭
- 下顎 **後顎舌骨筋カーテンの前方へのせり出し** 無
  - ✗ バッカルスペースの狭さや後顎舌骨筋カーテンの前方へのせり出しは、床辺縁形態に影響する[4]

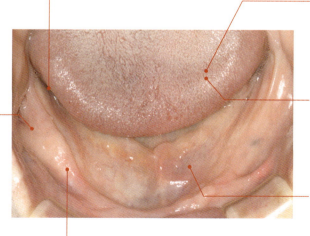

- ☑ **舌の大きさ** 大きい
  - ✗ 舌が大きい場合、人工歯排列により、舌房が阻害されることがある

- ☑ **開口時の舌後退** 有
  - ✗ 開口時に舌が後退することで、レトロモラーパッドによる義歯床辺縁封鎖が期待できない[5]

- ☑ **舌下ヒダの性状** テント状
  プリン状は、義歯床辺縁封鎖が期待できる
  - ✗ テント状の舌下ヒダは舌下腺萎縮などがあるため、舌下ヒダによる義歯床辺縁封鎖が期待できない

- ☑ **不動粘膜量** 多
  - ✗ 顎堤吸収が著しい場合、不動粘膜が減少し、義歯の維持が期待できない

Chapter 1 参考文献

1）相宮秀俊，福田聖一，堤 嵩詞：いま再考する　Gerber 理論・テクニックの有効性－顎運動の緻密な観察、分析に基づく総義歯作製システムの理解と応用．歯科技工，39（12），2011.

2・3・5）阿部二郎，小久保京子，佐藤幸司：顎堤吸収義歯と BPS パーフェクトマニュアル．クインテッセンス出版，東京，2011.

4）水口俊介，飼馬祥頼，菊池圭介：きちんと確実にできる全部床義歯の試適・装着．ヒョーロン・パブリッシャーズ，東京，2014.

暫間義歯の必要性

Chapter 2

　最終義歯製作前に、絶対的にクリアしたい条件がある。それは暫間義歯により、「顎位改善・咬合改善・義歯床下粘膜改善・顔貌形態改善がなされているかどうか」である。なぜなら、現義歯による治療改善がなされていない状態で最終義歯製作を試みた場合、総義歯治療が失敗に終わる可能性が高いからである。特に顎位改善に関しては注意が必要である。これら治療内容を改善する際に使用される義歯は、暫間義歯（主に旧義歯改造義歯・旧義歯を鋳型として製作した複製義歯・治療用義歯など[1]）を用いる。ところが、暫間義歯による治療目的には適わず、顎位改善が図れない症例がある。

　本章では、暫間義歯による治療目的とその必要性について考えたい。

暫間義歯の使用目的
──主目的は顎位改善にある

【☞ P.16】

　暫間義歯の目的は、顎位改善・咬合改善・義歯床下粘膜改善・顔貌形態改善などがある。総義歯における暫間義歯の使用主目的は顎位改善に他ならない。

　無歯顎者の多くは顎関節の器質的変化や機能障害を起こし[2]、また上下顎の顎骨吸収に伴う咬合高径の減少により、下顎前方偏位を原因とした咀嚼筋障害や、片側性偏位による顎関節の後方偏位を原因とした顎関節内部障害を起こしているといわれている[3]。そのため、暫間義歯を用いることでコンプレッションされた顎関節をディストラクションさせ、結果として、筋の緊張をとるとともに、左右側咀嚼関連筋群の生理的緊張のバランスが得られた下顎位を再現する[4]働きがある。

下顎位は筋肉位

【☞ P.17】

　下顎位の設定は筋肉位とする。筋肉位は咀嚼筋群が協調活動した状態で[5]、習慣性閉口運動によって得られ[6]、筋肉・生理的な条件によって定義される下顎安静位[7]である。また、顎関節の器質的変化が見られる無歯顎者では、患者がリラックスして最後方でタッピングが収束する位置を下顎位（筋肉位）とする見解もある[8]。筋肉位は頭位や姿勢などの影響を受けやすいため、咬合採得時には注意を払う。

顎位改善の困難な症例
──頭位の傾きや姿勢の歪みによる下顎位のズレ

【☞ P.17】

　脊椎後弯症にみられる背中が曲がった高齢者等の身体症状が原因とされる頭位の傾きや姿勢の歪みがある場合、舌骨を介して繋がっている前頸筋群が下顎位に影響し[9]、顎位改善が望めない場合がある。

顎関節の器質的変化と機能障害

　無歯顎者は、無歯顎に至るまでの咬合変化とそれに伴う顎関節の変化、義歯の長期使用に伴う顎位変化・病的な習慣性咬合を原因として、顎関節の器質的変化（顎関節の平坦化など）や機能障害を引き起こす。左右側顎関節の形態・位置および機能に大きな違いがある場合、暫間義歯による顎位改善が困難な場合がある（図1、2）。

最終義歯製作までの顎位改善法

【☞ P.18 〜 21】

　最終義歯製作までの顎位改善に使用される義歯は、新たに製作した暫間義歯・旧義歯改造義歯・旧義歯を鋳型として製作した複製義歯が代表的である。特に新たに製作した暫間義歯に当たっては顎位改善を図るだけではなく、義歯製作時の問題点を抽出し、最終義歯製作に活かすための診断ツールの役割も果たす。

　つまり、最終義歯製作前に暫間義歯を製作することで、義歯製作におけるネガティブポイント（総義歯治療を困難にさせる要因）を理解でき、その情報を最終義歯製作に活かすことができる。

抜歯後の最終義歯製作時期

【☞ P.22】

　抜歯後の顎堤吸収に関して、抜歯後1年間に正中矢状面の顎堤の高さは、上顎骨で約2〜3mm、下顎骨で4〜5mm減少する[10]との見解や、抜歯後の顎堤吸収量は数年間までに少なくなるが、顎堤吸収はずっと継続する[11]と

の見解もある。

　しかし、義歯周辺組織の解剖は、顎堤の吸収があっても変わらない[12]といわれている。義歯床辺縁形態の原則は、抜歯により失われた軟組織の形態回復にあり、顎堤吸収にかかわらず、義歯床縁は一定の形態となる[13]。暫間義歯から最終義歯製作をする時期の見極めは症例により異なるが、抜歯窩に治癒不全がなく、顎位改善などの治療が安定した段階で行うべきである。

咬合様式

フルバランス様リンガライズドオクルージョン（鈴木哲也先生提唱）[14]
リンガライズドにしてフルバランスドオクルージョン（村岡秀明先生提唱）[15]
上顎舌側咬頭を主咬頭とした両側性平衡咬合（加藤武彦先生提唱）[16]
【☞　P.29】

　上記咬合様式は同じ咬合様式として解釈している。つまり、安定した中心咬合位（カチカチしても義歯が安定）と偏心運動時に上下顎人工歯が干渉せずに、スムーズな運動（ギリギリしても義歯が安定）を確立した咬合とする。また、下顎臼歯をすり鉢、上顎機能咬頭を乳棒に見立て、咬合調整をしやすいようにする[17]。

咬合調整のポイント

【☞　P.29】
早期接触部位の調整：早期接触部は咬合させない。早期接触部の調整を行った後、他の調整を行う。
前歯の咬合調整：前歯は咬合させず、前方運動時に少し咬合する程度（前方位で麺類を咬める程度）にする。
7番の咬合調整：スキーゾーンに位置する最後臼歯の人工歯は咬ませない。
非機能咬頭の調整：中心咬合位における非機能咬頭（上顎頬側咬頭内斜面や下顎咬頭傾斜角）の接触を調整する。
側方運動時の調整：側方運動時に上下顎人工歯が干渉せずにスムーズな運動ができるように調整する。

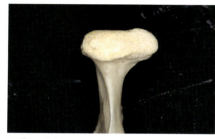 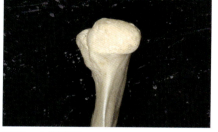

図❶　右側顆頭　　　　　図❷　左側顆頭

図❶❷　同一個体の顎関節形態の違い。同一個体の顎関節でも、左右側の顎関節形態がまったく違う場合がある。このような顎関節形態で顎位のズレがある場合、治療用義歯による顎位改善は困難となる
（撮影協力：神奈川歯科大学・松尾雅斗先生）

なぜ暫間義歯（治療用義歯）が必要なのか？
暫間義歯（治療用義歯）の使用目的

顎位改善 **咬合改善** **義歯床下粘膜改善** **顔貌形態改善**

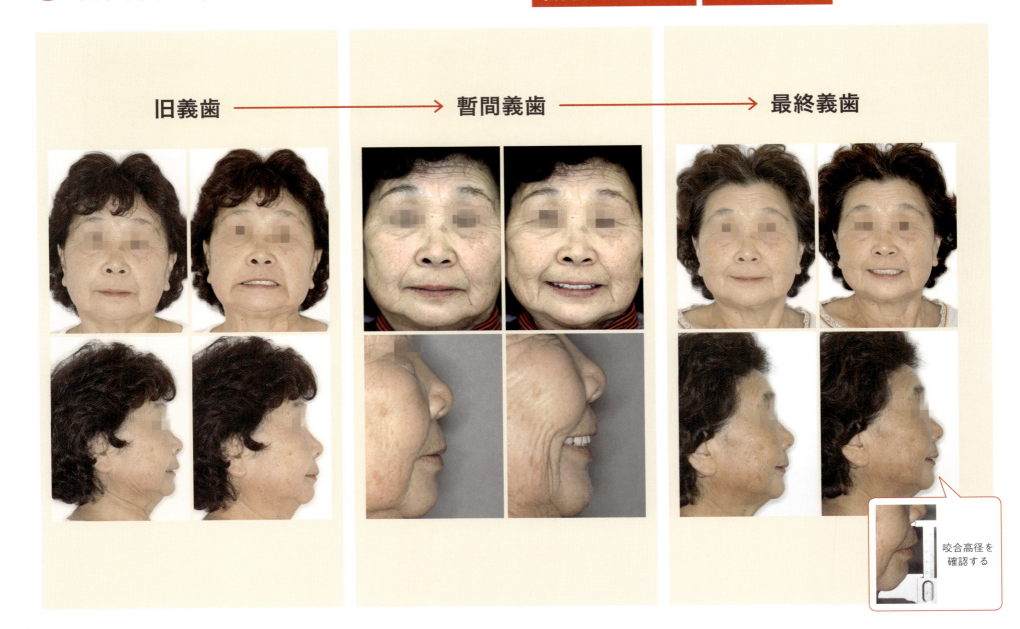

旧義歯 → 暫間義歯 → 最終義歯

咬合高径を確認する

暫間義歯（治療用義歯）の使用主目的
顎位改善

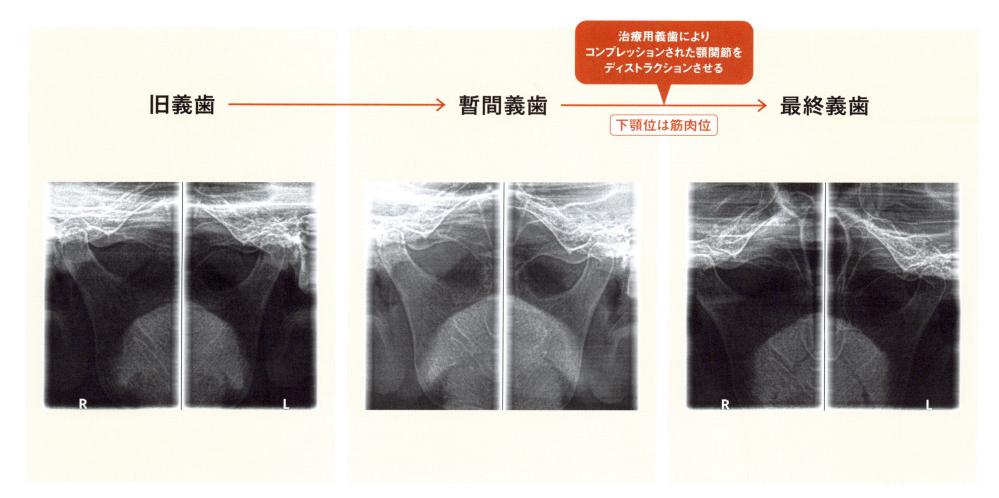

旧義歯 → 暫間義歯 → 最終義歯

治療用義歯により
コンプレッションされた顎関節を
ディストラクションさせる

下顎位は筋肉位

顎位改善の困難な症例
- 頭位の傾きや姿勢の歪みによる下顎位のズレがみられる場合
- 顎関節の器質的変化と機能障害がみられる場合

[最終義歯製作までの**顎位改善法** 1] ~暫間義歯1~ ## 治療用義歯

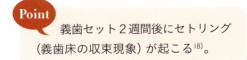

Point 義歯セット2週間後にセトリング（義歯床の収束現象）が起こる[18]。

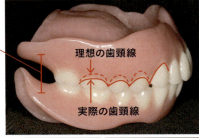

Point 暫間義歯製作により義歯製作時の問題点を抽出し、最終義歯製作に活かす。

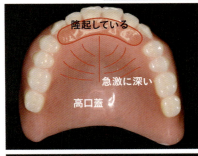
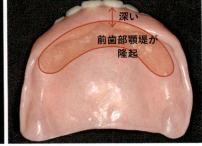
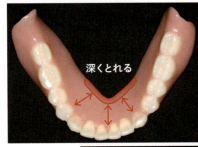
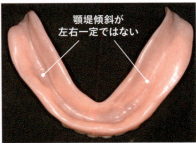
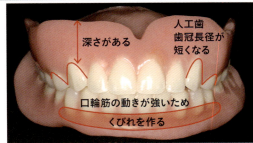

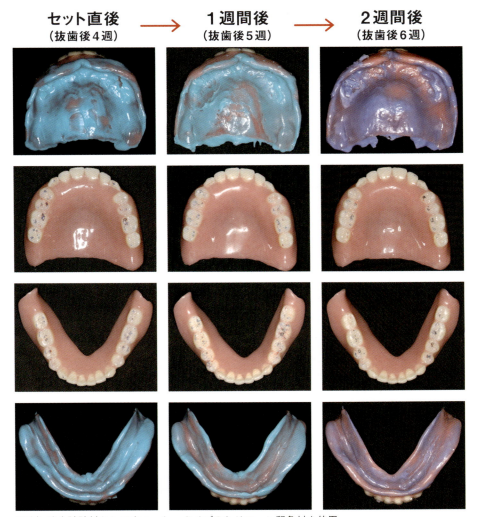

セット直後（抜歯後4週） → 1週間後（抜歯後5週） → 2週間後（抜歯後6週）

※注）適合試験材としてウォッシュタイプのシリコーン印象材を使用

[最終義歯製作までの **顎位改善法 2**]

～暫間義歯2～
旧義歯改造義歯

2 暫間義歯の必要性

Before

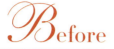
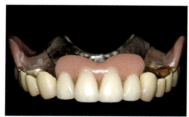
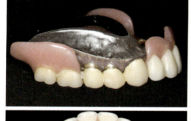
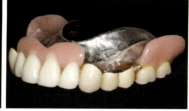
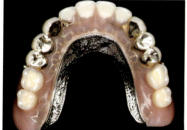
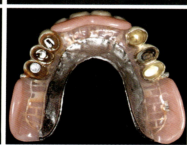
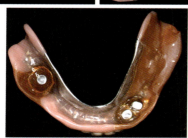

旧義歯を **床修理** **咬合調整** する

After (☞ P.20)

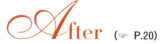

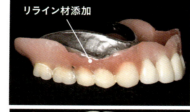 リライン材添加
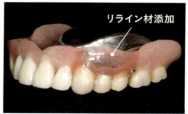 リライン材添加

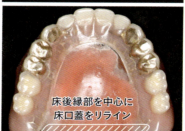 床後縁部を中心に床口蓋をリライン

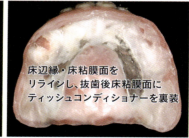 床辺縁・床粘膜面をリラインし、抜歯後床粘膜面にティッシュコンディショナーを裏装

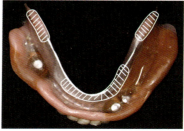 レトロモラーパッド・舌下ヒダ部を中心に床辺縁・床粘膜面をリライン

[最終義歯製作までの **顎位改善法 3**] 〜暫間義歯３〜
複製義歯

詳しくはコチラ！

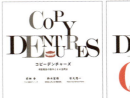
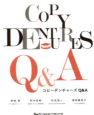

左：『コピーデンチャーズ』 右：『コピーデンチャーズ Q&A』（ともにデンタルダイヤモンド社）

Before

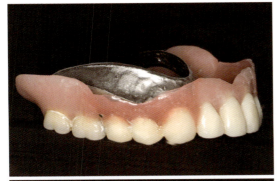
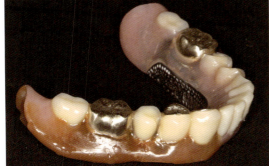

旧義歯・旧義歯改造義歯を

複製

後

複製義歯を

床辺縁調整
床研磨面調整

咬合面構築
咬合調整

する

After

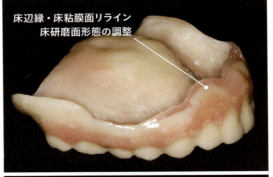

床辺縁・床粘膜面リライン
床研磨面形態の調整

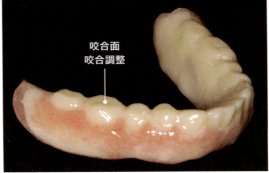

咬合面
咬合調整

複製義歯専用レジンを使う

複製義歯用常温重合レジン
コピーデンチャー
（ヨシダ）

複製義歯製作手順

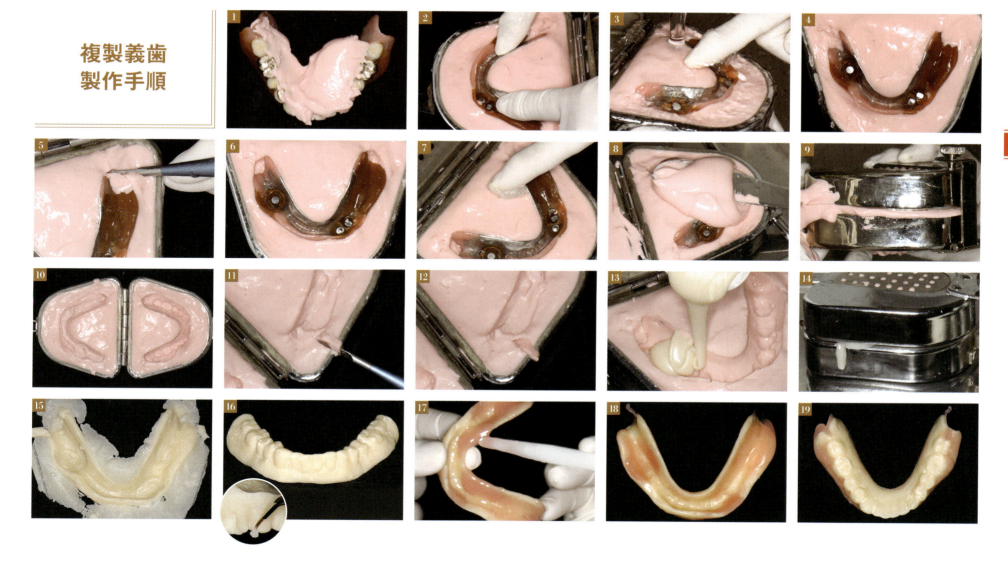

　義歯のアンダーカット部分に印象材を塗り込む（1）。印象材を流し込んだフラスコに、義歯を咬合面から圧接し、凹部鋳型とする（2）。圧接後、流水下で印象材表面をならし（3）、硬化を待つ（4）。印象材の硬化後、義歯床後縁部等のアンダーカットに入り込んだ印象材（5）を掘り出し（6）、レジンが細部に流れやすいようにする。硬化した凹部鋳型の印象材表面に盛った印象材が剥がれやすいように、印象材表面にワセリンを塗る（7）。義歯を細部まで覆うように印象材を押し込み（8）、新たに流し込んだフラスコ内の印象材が硬化するまで圧接（9）する。硬化後、フラスコを開けて義歯を取り出す（10）。余剰レジンを排除するためのベントを掘り（11、12）、流し込んだレジン（13）が硬化するまでフラスコを圧接する（14）。レジン硬化後、フラスコから複製義歯を取り出し（15）、義歯床形態修正（バリの除去・気泡の修正など）を行う（16）。複製義歯を口腔内で試適後、リライン材による床辺縁形態と義歯床粘膜面の修正（17、18）や、咬合面構築および咬合調整を行う（19）。

抜歯後いつから最終義歯を製作すべきか
最終義歯製作時期の見極め

**義歯床辺縁形態の位置は
抜歯による顎堤吸収に関係なく
"同じ"**

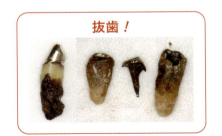

抜歯！

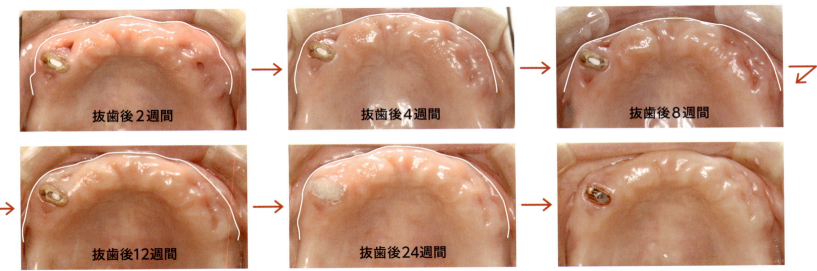

抜歯後2週間 → 抜歯後4週間 → 抜歯後8週間
→ 抜歯後12週間 → 抜歯後24週間 → 磁性アタッチメントセット後

抜歯後の義歯床下粘膜の治癒を確認したうえで

治療用義歯
旧義歯改造義歯　で　　| 顎位の修正 | 咬合の安定 |
複製義歯　　　　　　　| 床辺縁・研磨面形態の適合 |
がある程度改善したら**最終義歯へ**

暫間義歯から最終義歯まで
義歯調整ポイント 床調整編

Point

フィットチェックで ＋プラス調整 ＝ リライン　－マイナス調整 ＝ 切削

部位 と 量 を チェック！

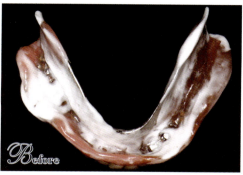
フィットチェック

↓

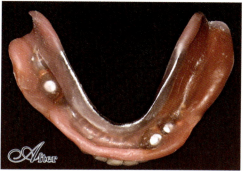
リライン・切削による調整

1 義歯床辺縁・粘膜面形態の切削調整　－マイナス調整

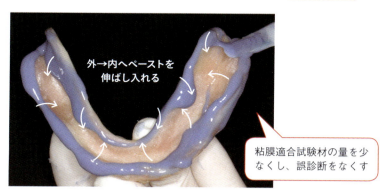

外→内へペーストを伸ばし入れる

粘膜適合試験材の量を少なくし、誤診断をなくす

1 ペーストはかなり薄く伸ばして入れる

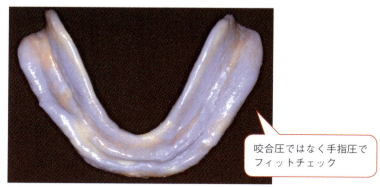

咬合圧ではなく手指圧でフィットチェック

2 粘膜面のあたりが強い部位を調整

※注）適合試験材としてウォッシュタイプのシリコーン印象材を使用

2 下顎義歯床 唇側研磨面形態の切削調整 マイナス調整

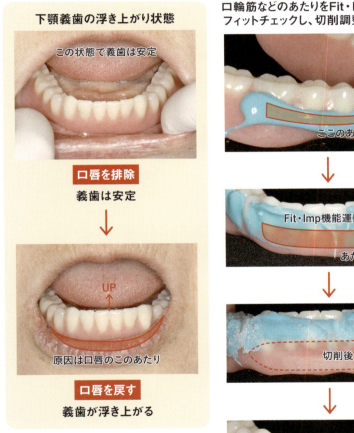

※注）適合試験材としてウォッシュタイプのシリコーン印象材を使用

3 義歯の維持安定に必要なリラインポイント プラス調整

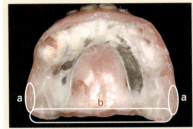 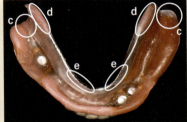

a：バッカルスペース　　c：レトロモラーパッド部
b：口蓋後縁封鎖域　　　d：後顎舌骨筋窩部
　　　　　　　　　　　e：舌下ヒダ部

リベースPoint

［例］レトロモラーパッド周辺のリライン

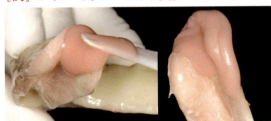

1 レトロモラーパッド部の周辺に、硬めのリライン材をのせる

2 閉口→安静→嚥下→ときどき開口を繰り返す

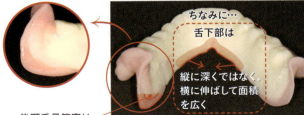

ちなみに…
舌下部は
縦に深くではなく、横に伸ばして面積を広く

後顎舌骨筋窩は伸ばしすぎると嚥下で引っかかる

3 同部位に軟らかいリライン材をのせ、ウォッシュする（2 を繰り返す）

（唇頬側部）義歯床辺縁調整ポイント[19]

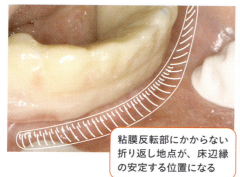
粘膜反転部にかからない折り返し地点が、床辺縁の安定する位置になる

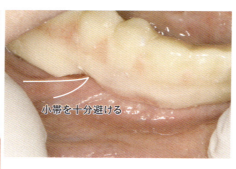
小帯を十分避ける

下顎義歯の維持安定[20]
リラインによる補修部位の診断ポイント

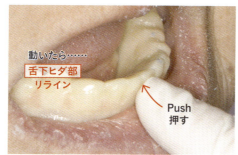
動いたら……
舌下ヒダ部 リライン
Push 押す

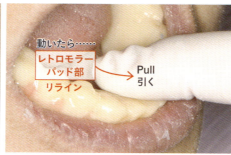
動いたら……
レトロモラーパッド部 リライン
Pull 引く

（佐藤勝史先生提唱）

あると便利！ 用途に合わせたリライン材

トクヤマ リベースⅢ ノーマル（トクヤマデンタル）
補修後の経年変化が比較的安定し、きれいに補修したい場合に使用

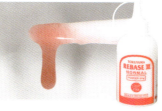

ペリモールド（ヨシダ）
床辺縁形態修正の王道！ 硬めのテクスチャーが、作りたい床辺縁形態を実現させる

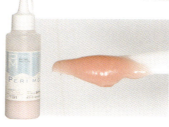
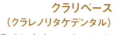

クラリベース（クラレノリタケデンタル）
リラインをウォッシュしたい場合に使用。切削時、比較的軟らかく感じる

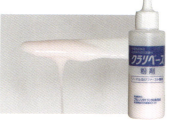

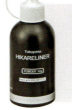
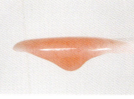
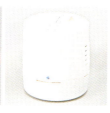

トクヤマ ヒカリライナー（トクヤマデンタル）
トクヤマ ポータライト（トクヤマデンタル）
アンダーカットのある顎堤に使用。トクヤマ ポータライトを使用し、光照射する前までトリミングが容易

2 暫間義歯の必要性

見極めよう！ 適合試験材
シリコーン系 vs ペースト系 vs インク系 比較

✜ シリコーン系

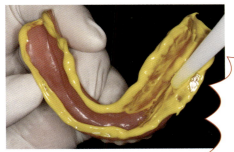

1 ペーストを薄く伸ばすように入れた後、フィットチェックする

Not Good!
ペーストをいっぱい入れない
ペーストの入れすぎは、義歯の加圧状態やペーストの硬化状態により厚くなり、診断できないこともある。

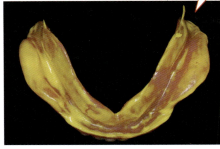

2 フィットチェック後

適合状態をシリコーンの厚みや形状で判定するため、リリーフ量を診断するときに用いる

> **Point** ウォッシュタイプのシリコーン
>
> ジルデフィット（松風）
>
> 印象材でも、適合試験材としても代用できる（ただし、メーカーは勧めていない）。

✜ ペースト系

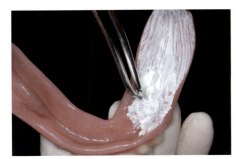

1 スポンジで一方向にペーストする

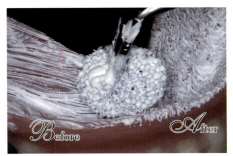

2 毛羽立つようにスポンジで叩く

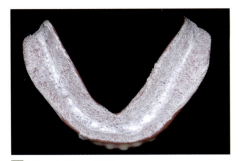

3 フィットチェック前

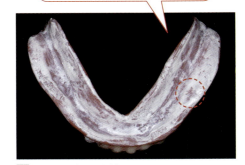

4 フィットチェック後

適合試験材に厚みがないため、リリーフ量などの厚みや形状を診断することができないが、顎堤に対する義歯の適合状態を診断するのに優れている

落ちにくいペースト系適合試験材
ペースト系適合試験材の洗浄例

インク系

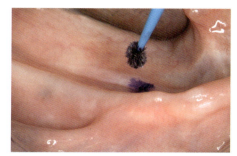

1 傷がついている箇所をマーキング

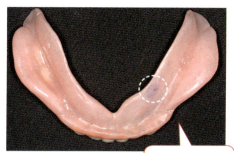

2 フィットチェック後

> 不適合部位をピンポイントで義歯に転写することができる

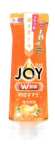
食器用中性洗剤

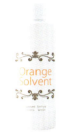
オレンジソルベント
（茂久田商会）

> ペースト系適合試験材は油性成分。そのため油汚れを落とす中性洗剤やオレンジソルベント、アルコールを使うと、意外と落ちる

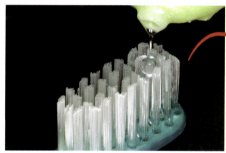
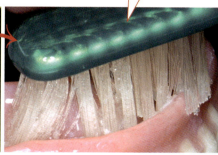

インク系適合試験材
ハイデントスティック
（白水貿易）

床下粘膜の傷や不適合部位を、ピンポイントで義歯粘膜面に印記できる。アプリケーター先端には、親水性の染色が付いている

2 暫間義歯の必要性

暫間義歯から最終義歯まで
義歯調整ポイント 咬合調整編

上顎舌側咬頭4点を残すことを念頭に、斜面に沿って調整する

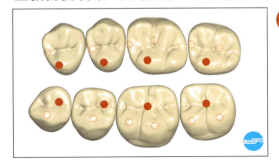

注 人工歯によって咬合のコンセプトが違う。暫間義歯の臼歯に用いたベラシアSAは、中心咬合位で上顎舌側咬頭が4点咬合するが、削合が進むと5点咬合になる。

咬合調整のイメージ

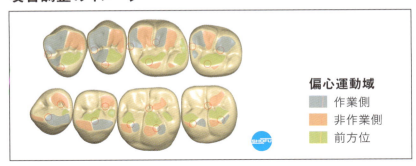

偏心運動域
- 作業側
- 非作業側
- 前方位

Point どこを切削する？ のではなく、どこを残すか？ を考えて切削する

上顎舌側咬頭4点（人工歯によっては5点）を残し、斜面に沿って調整していくと、上顎舌側咬頭が収束していく。

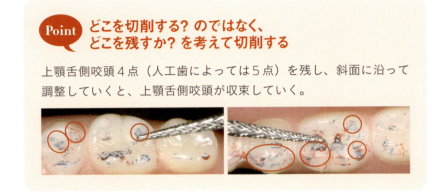

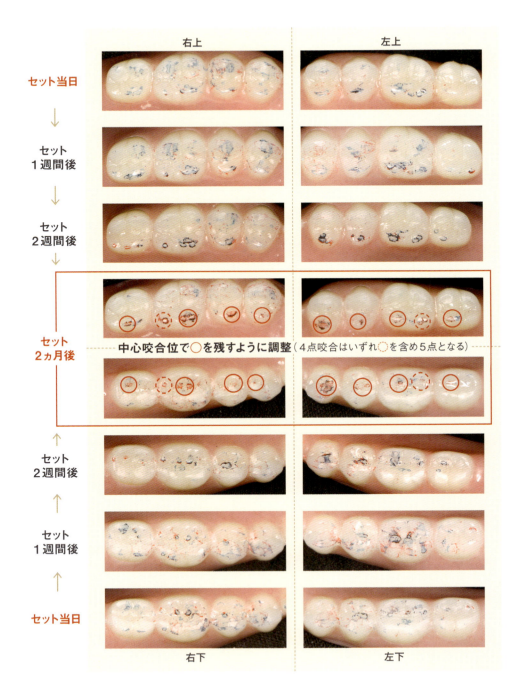

中心咬合位で○を残すように調整（4点咬合はいずれ◌を含め5点となる）

咬合調整はファイナルの中心咬合位の咬合状態をイメージして調整する【☞ Chapter 6で詳細説明】

条件 顎位が安定している

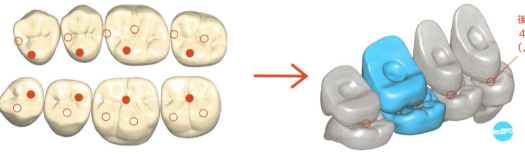

後方部から見て
4点あたっている
(人工歯によっては5点)

咬合様式
フルバランス様
リンガライズド
オクルージョン

調整が必要な場合 □部を調整する

目標 タッピング グラインディング
カチカチしてもギリギリしても義歯が安定
(安定した中心咬合位とスムーズな偏心運動の確立)

咬合調整チェック項目

Check 1　早期接触部の咬合調整
早期接触部は咬合させない。早期接触部の調整を行った後、他の調整を行う。

Check 2　前歯の咬合調整
前歯は咬合させず、前方運動時に少し咬合する程度(前方位で麺類を咬める程度)にする。

Check 3　7番の咬合調整
スキーゾーンに位置する最後臼歯の人工歯は咬合させない。

Check 4　非機能咬頭の咬合調整
中心咬合位における非機能咬頭(上顎頬側咬頭内斜面や下顎咬頭傾斜角)の接触を調整する。

Check 5　側方運動時の咬合調整
側方運動時に上下顎人工歯が干渉せずにスムーズな運動ができるように調整する。

2 暫間義歯の必要性

Chapter 2 参考文献

1）中村順三（著），村岡秀明，渡辺宣孝，榎本一彦（編）：総義歯という山の登り方－臨床のベストルートを求めて－．医歯薬出版，東京，2009.

2）井出吉信，上松博子：歯の喪失に伴う顎骨の形態変化．歯科基礎医学会雑誌，39（2）：79-90，1997.

3）小林義典，他：治療義歯による不正な咀嚼機能の是正処置、右側下顎頭の後方偏位と左側下顎頭の前方偏位を呈する無歯顎症例．歯学，88，秋季特集号：2000，東京：348-352.

4）菅野博康（著），日本顎咬合学会（編）：誰にでもできる咬合採得．ヒョーロン・パブリッシャーズ，東京，2009.

5）日本補綴歯科学会：歯科補綴学専門用語集 第4版．医歯薬出版，東京，2015.

6）市川哲雄，北村清一郎：総義歯を用いた無歯顎治療－口腔解剖学の視点から－．クインテッセンス出版，東京，2004.

7）水口俊介，飼馬祥頼：全部床義歯の咬合採得．ヒョーロン・パブリッシャーズ，東京，2011.

8）松下 寛，杉山雅規：総義歯臨床の Hands-on．デンタルダイヤモンド社，東京，2013.

9）三木逸郎（著），加藤武彦，三木逸郎，田中五郎（編）：総義歯難症例への対応　その理論と実際．ニュートラルゾーン理論によるデンチャースペース義歯，デンタルダイヤモンド増刊号，2009.

10）Ejvind Budt'z-Jørgensen（著），GA Zarb（編）：バウチャー無歯顎患者の補綴治療　原著　第2版，医歯薬出版，東京，2008：43.

11）Atwood DA：The reduction of residual ridge．Amajor oral disease entity，J Prosthet Dent，26：266-279，1971.

12）鈴木哲也：よい義歯だめな義歯－鈴木哲也のコンプリートデンチャーの17のルール．クインテッセンス出版，東京，2011

13）亀田行雄：インプラントオーバーデンチャー．デンタルダイヤモンド社，東京，2012.

14）鈴木哲也，他：総義歯の謎を解き明かす：永末書房，東京，2010.

15・16）村岡秀明，他：総義歯の謎を解き明かす：永末書房，東京，2010.

17）鈴木哲也，他：総義歯の謎を解き明かす．永末書房，東京，2010.

18）前田芳信：磁性アタッチメントの Dos&Don'ts！．クインテッセンス出版，東京，2010.

19）松下 寛，杉山雅規：総義歯臨床の Hands-on．デンタルダイヤモンド社，東京，2013.

20）佐藤勝史：What is suction Denture?．デンタルダイヤモンド社，東京，2014.

概形印象

Chapter
3

　「概形印象は解剖学的印象」「最終印象は機能印象」として、印象目的別に切り離されて解釈される。しかし最終印象（咬座印象）では、概形印象（アルギン酸2回法印象）で採得した静態印象を反映して製作された咬合床（ロウ義歯）を用いて動態印象を行う。つまり、概形印象の静的状態（解剖学的印象）と最終印象の動的状態（機能印象）を合わせて"総義歯の印象"と解釈すべきである。そのため、概形印象は決して軽視できない。概形印象の目的は、義歯床粘膜が変形していない静的状態を採得するとともに、義歯床外形を決定するうえで重要な"解剖学的ランドマーク"を採得することである。

　本章では、概形印象として有歯顎用既製トレーを用いたアルギン酸2回法印象と、印象採得法の基本となる"頬粘膜反転法（空気抜き）"の手順などを紹介する。

アルギン酸2回法印象のための
トレーの選択

【☞ P.34】

　一般的に、概形印象（解剖学的印象）に用いられるトレーは、無歯顎用既製トレーの他に、解剖学的ランドマークである顎舌骨筋線やレトロモラーパッドの採得に配慮された下顎無歯顎用既製トレー［FRAME CUTBACK TRAY（YMD）・ACCU-TRAY（ivoclar vivadent）］などがある。概形印象をもとに個人トレーや咬合床が製作されるが、それらを製作するために床辺縁部を少し超えた範囲までの印象と解剖学的ランドマークが採得されていなければ、義歯床外形を決定することは困難を窮め、十分な最終印象を採得することはできない。

　解剖学的ランドマークを確実に採得することができるアルギン酸2回法印象に適したトレーとして、Hi-FLEX AC有歯顎用（東京歯材社）を勧めたい。Hi-FLEX AC有歯顎用は、金属製既製網トレーのため、印象圧が逃げやすく、無圧印象に適している。また、トレーの辺縁部を手指で曲げることができるため、顎堤や歯列弓に合わせて、トレーの形態調整をすることができる。さらに、顎堤に合わせた有歯顎用トレーを使用することで、義歯床辺縁部を少し超えた範囲まで印象することができる[1]。

　後顎舌骨筋窩部の印象採得では、臼歯舌側の粘膜ヒダを押し広げて、深く印象材を挿入させたい場合、下顎トレー舌側後部（後顎舌骨筋窩相当部）にイソコンパウンドを補足する。

印象採得時のポジショニング

【☞　P.35】

　身長の低い術者が患者座位の姿勢で上顎印象採得を行った場合、トレーの挿入方向は、患者の右斜め頭部（10時方向）からになる。この角度からは十分に口腔内が観察できないため、トレーは右に曲がり保持される。

　身長の低い術者が、患者座位の姿勢で十分な上顎印象を行うことができない要因として、座高の高い患者やユニットの低さ調整の限界が挙げられる。術者の身長とユニットの位置を考慮したうえで、的確なトレーの挿入と保持ができる位置を探すことが必要である。よって、上顎印象採得のポジションは患者水平位とし、12時方向より口腔内を確認できる姿勢をとる。また、下顎印象採得のポジションは患者座位とし、患者前方から口腔内を確認できる姿勢をとる。

アルギン酸2回法印象

【☞　P.36 〜 39】

　アルギン酸2回法印象とは、混水比の異なるアルギン酸印象材を用いて、同一印象を2回のアルギン酸印象採得で完成させる印象採得法である。

　1次印象（少し硬めの印象材を使用）は個人トレーとしての印象であり、2次印象（少し軟らかめの印象材を使用）は個人トレーの役割をする1次印象のウォッシュ印象である。アルギン酸印象採得法の注意事項として、印象材の量が多すぎると、余剰な印象材が頬粘膜を過剰に押し広げてしまうため、頬側義歯床辺縁形態を大きく印象してしまうことが挙げられる。

　しかし、概形印象の課題は、解剖学

的ランドマークの印象採得である。少し大きく印象採得されたとしても、問題はない。この印象はあくまでも"概形印象（解剖学的印象）"であり、最終的な義歯床辺縁形態の決定は"最終印象（機能印象）"であると解釈する。特に経験の浅い術者は、概形印象で解剖学的ランドマークの確実な採得に徹することが重要と思われる。

加えて、アルギン酸印象採得を行う際に、頬粘膜反転法（印象材の空気抜き）を行うと、比較的失敗なく印象採得ができる（口腔内にトレーを挿入して圧接後、指で頬粘膜を反転させることで、頬粘膜と印象材の間に挟まれた空気が抜ける。すると、余剰な印象材がトレー辺縁から溢れてくる）。

また、アルギン酸印象材による概形印象では、完全な閉口印象を望めないため、"閉口に近い開口印象"を目指し、印象材が硬化するまでのトレーの保持状態を、限りなく閉口にするように患者へ指示する。

閉口印象を行う1つ目の理由は、回転運動に滑走運動を伴った"大きな開口"は下顎骨の歪み（大開口により、下顎頭の内側と側頭骨顎関節窩の内側が干渉し、下顎骨が歪み、変形する）を生じさせ、結果として印象の歪みを引き起こすからである[2]。

2つ目の理由は、レトロモラーパッドの遠心部が、開口時に翼突下顎縫線の動きに引っ張られて上方に移動するため、開口時と閉口時では形態が異なるからである[3]。そのため、義歯床の維持・安定にかかわる閉口時のレトロモラーパッドの形態を、印象採得するように努める。

3
概形印象

アルギン酸2回法印象のための 有歯顎用既製トレーの調整

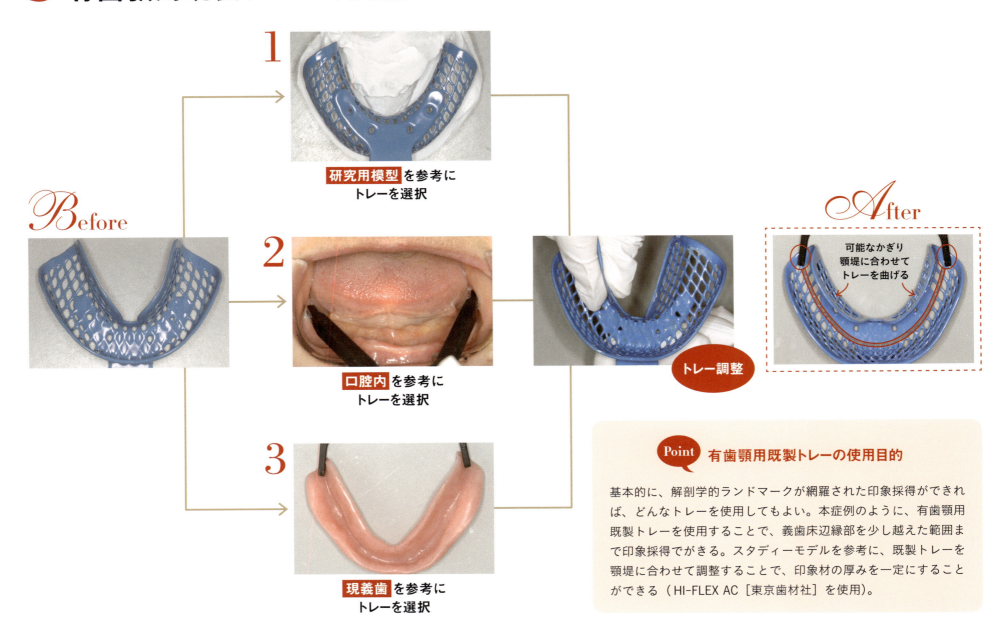

Point 有歯顎用既製トレーの使用目的

基本的に、解剖学的ランドマークが網羅された印象採得ができれば、どんなトレーを使用してもよい。本症例のように、有歯顎用既製トレーを使用することで、義歯床辺縁部を少し越えた範囲まで印象採得でができる。スタディーモデルを参考に、既製トレーを顎堤に合わせて調整することで、印象材の厚みを一定にすることができる（HI-FLEX AC［東京歯材社］を使用）。

確実な概形印象を採得するために
印象時のポジショニングとトレーの挿入方法の確認

印象を採る前に……
☑ トレーを入れる練習をする
　①口唇や頬の力を抜く
　②舌を自然にトレーにのせる

前から後ろへトレーを押す！

上顎

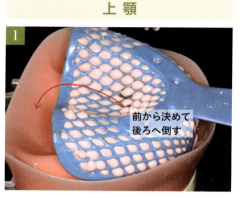
1　前から決めて後ろへ倒す

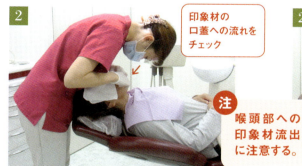
2　印象材の口蓋への流れをチェック
注 喉頭部への印象材流出に注意する。

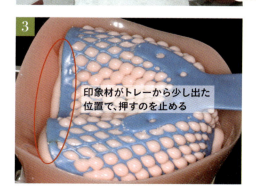
3　印象材がトレーから少し出た位置で、押すのを止める

下顎

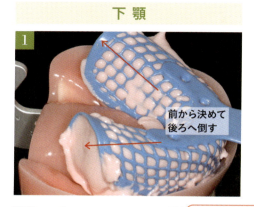
1　前から決めて後ろへ倒す

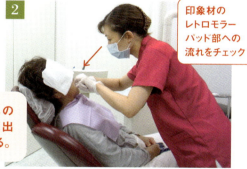
2　印象材のレトロモラーパッド部への流れをチェック

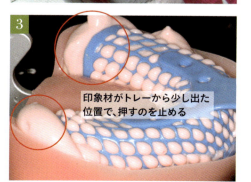
3　印象材がトレーから少し出た位置で、押すのを止める

Point　有歯顎用トレーだからできるトレーの固定

口角にトレーの底面がくるように固定する

無歯顎用トレーは、印象時にどこまでトレーを押し、固定すべきかの目安がない。義歯周囲組織の解剖は、義歯床内面に覆われている顎骨の吸収程度が違うだけで、解剖学的構造は同じであるため、頬側、舌側の外形線の位置は同じである[4]。よって、有歯顎用トレーの固定位置は、有歯顎者も無歯顎者も同じと考える。口角付近にトレーの底面がくるように固定することで過剰な押し込みを防ぎ、上顎ではカンペル平面と平行になるように、下顎は下顎底と平行[5]になるように意識して印象を採る。

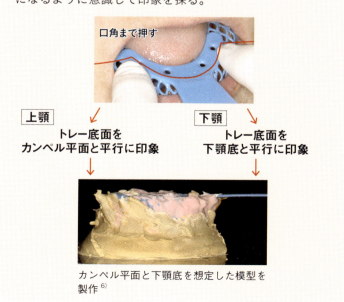

口角まで押す

上顎	下顎
トレー底面をカンペル平面と平行に印象	トレー底面を下顎底と平行に印象

カンペル平面と下顎底を想定した模型を製作[6]

3 概形印象

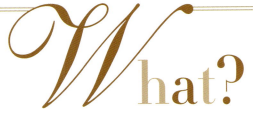

アルギン酸2回法印象

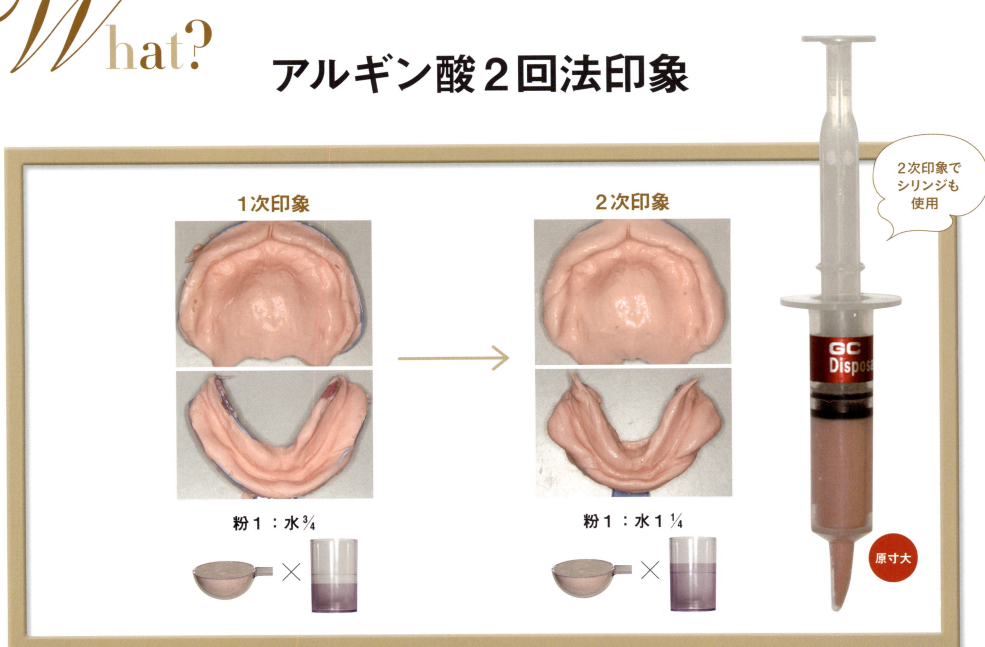

アルギン酸2回法印象手順

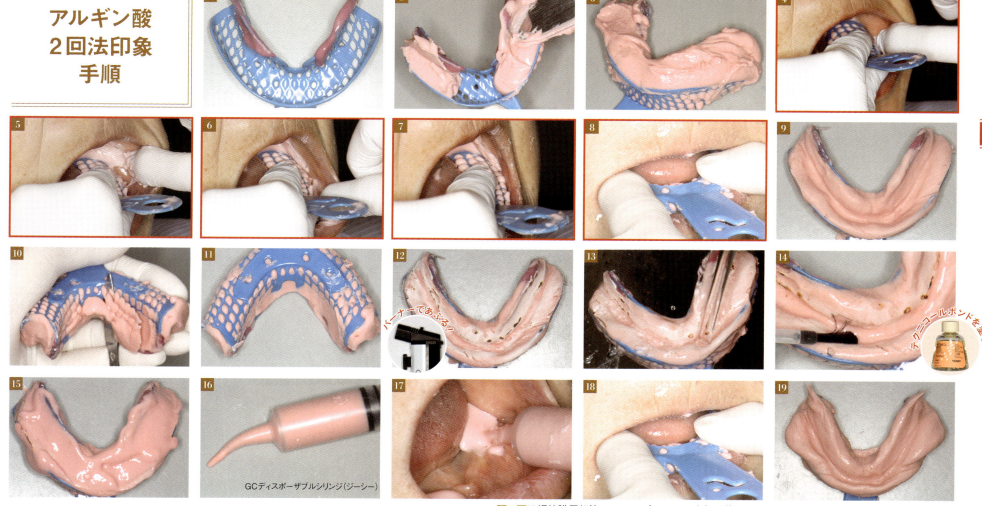

4〜8は頬粘膜反転法のステップ。これで空気を抜いてから、できるだけ閉口させて印象採得する

顎堤に沿って形態や大きさを調整した有歯顎用トレーを使用し（1）、1次印象を行う（2、3）。トレー底面が口角の位置と同じ高さになるように、トレーを前方から後方へゆっくり押す。保持する位置が定まったところで、可動粘膜と印象材の間に巻き込まれた空気を抜くために、手指で頬粘膜と口唇粘膜を反転させ、臼歯部から前歯部歯肉頬移行部に沿って自然に手指を抜くこと（頬粘膜反転法［印象材の空気抜き］）で、頬粘膜に向かって印象材が流れる（4〜7）。下顎の場合、舌がトレーに押されるため、舌をトレーの上部に軽く乗せるように指示する（8）。2次印象の前準備として、舌・頬粘膜の位置や動きを妨げる余剰な印象材や、加圧変形されるおそれのあるレトロモラーパッド部の印象材をトリミングする（9〜11）。また、印象材同士が剥がれることを予防するために、1次印象をバーナーで焼いた後（12、13）、テクニコールボンドを塗布する（14）。2次印象は1次印象をトレー代わりとし（15）、ディスポーザブルシリンジを使用して（16、17）、1次印象と同様の手順でウォッシュ印象を行う（18、19）。

アルギン酸2回法印象

1次印象

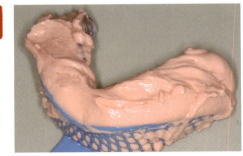

1 印象材を盛る

混水比
粉1：水 ¾

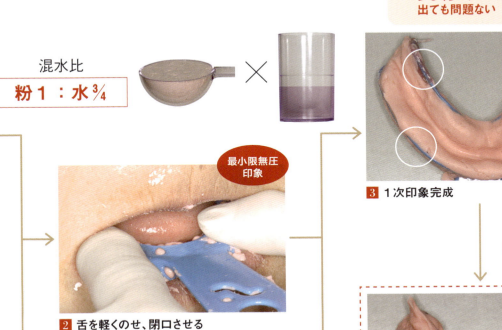

2 舌を軽くのせ、閉口させる

最小限無圧印象

3 1次印象完成

1次印象のため少しくらいトレーが出ても問題ない ??

2次印象

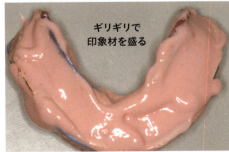

ギリギリで印象材を盛る

1 印象材を盛る

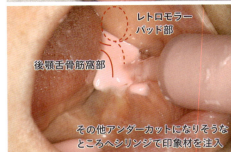

レトロモラーパッド部
後顎舌骨筋窩部
その他アンダーカットになりそうなところへシリンジで印象材を注入

1 印象材を盛る

混水比
粉1：水 1 ¼

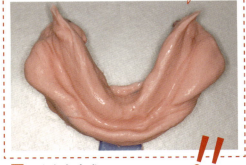

3 2次印象完成

解剖学的ランドマークを含んだ印象採得 !!

印象材の稠度の比較

		無歯顎用 アルギン酸印象材 **アルフレックス デンチャー** （モリタ）	自動練和機専用 アルギン酸印象材 **アローマファイン ミキサータイプ** （ジーシー）
粉1：水½	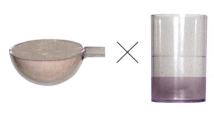	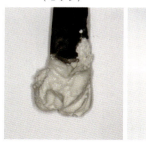	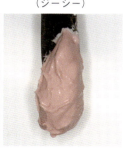
1次印象 粉1：水¾	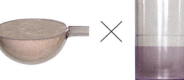	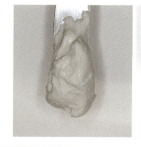	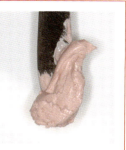
2次印象 粉1：水1¼	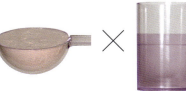	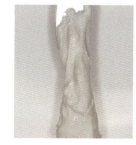	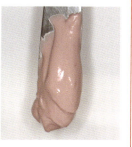
粉1：水1½	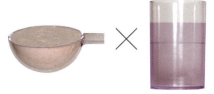	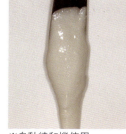	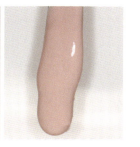

※自動練和機使用

注 1次印象と2次印象の混水比は、手練和や自動練和機の機種、印象材の種類によって異なる。

Point 硬化をみるときは口腔内で見るべからず

稠度を変えてアルギン酸印象材を使う場合、硬化の判断に注意する。必ず口腔外で硬化を確認する。

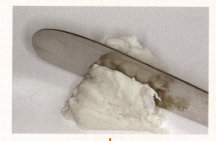

↓

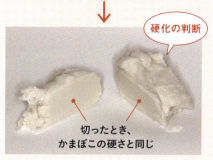

硬化の判断

切ったとき、かまぼこの硬さと同じ

3　概形印象

解剖学的ランドマークの確認

必要最低限の解剖学的ランドマーク
① 正中小帯
② 頬小帯
③ 上顎結節
④ バッカルスペース
⑤ ハミュラーノッチ
　翼突下顎ヒダ（翼突下顎縫線）
⑥ 口蓋小窩
⑦ 口蓋後縁封鎖域（前振動線・後振動線）
⑧ 切歯乳頭
⑨ 口蓋皺襞

印象に影響する主な組織
❶ 口輪筋
❷ 頬筋
❸ 筋突起・筋突起に付着する側頭筋付着腱・内側翼突筋
❹ 鼻中隔下制筋

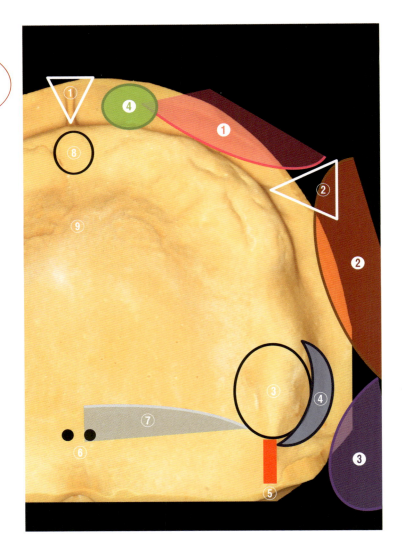

筋の付着をイメージしながらトリミングを行う

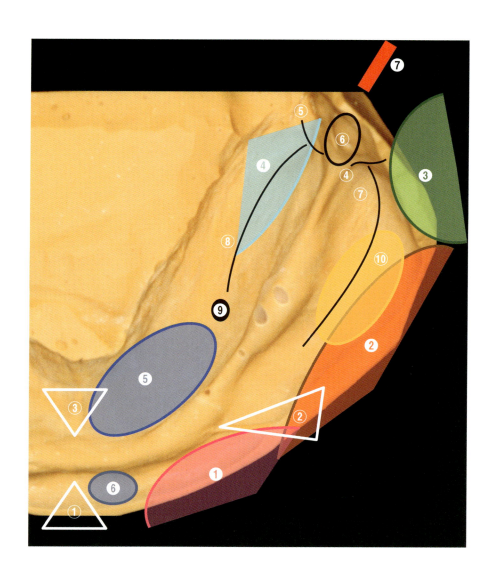

必要最低限の解剖学的ランドマーク

①下唇小帯
②頬小帯
③舌小帯
④染谷のスジ
⑤舌側のスジ
⑥レトロモラーパッド
⑦外斜線
⑧顎舌骨筋線
⑨パサモンティーの切痕
⑩頬棚

印象に影響する主な組織

❶口輪筋
❷頬筋
❸咬筋切痕
❹後顎舌骨筋窩（顎舌骨筋・内側翼突筋・上咽頭収縮筋・口蓋舌筋・後顎舌骨筋カーテン）
❺舌下ヒダ
❻オトガイ筋
❼翼突下顎ヒダ（翼突下顎縫線）

Chapter 3 参考文献

1・5・6）渡辺宣孝（著），村岡秀明，渡辺宣孝，榎本一彦（編）：総義歯という山の登り方―臨床のベストルートを求めて―. 医歯薬出版，東京，：2009.

2）松本勝利：聞くに聞けない臨床手技のピンポイント37. デンタルダイヤモンド社，東京，2008.

3・4）鈴木哲也：よい義歯だめな義歯―鈴木哲也のコンプリートデンチャーの17のルール―. クインテッセンス出版，東京，2011.

Chapter 4

咬合採得前に行う咬合床調整とロウ堤調整

　一般的に、無歯顎の咬合採得は有歯顎と比べて難しいといわれている。ロウ堤付き咬合床がズレた結果、誤った位置関係で咬合採得されたとしても、正しい位置関係で咬合採得されているかのように錯覚してしまう。誤った位置関係で咬合採得を行わないためにも、静態時・動態時の口腔周囲筋と、それに連動する粘膜に調和した咬合床形態・ロウ堤形態が望ましい。そのため、咬合採得前に行う咬合床調整とロウ堤調整を念入りに行う。

　しかしながら、ロウ堤調整で物議を醸すことがある。それは、仮想咬合平面の設定である。仮想咬合平面の設定は、人工歯排列法（上顎法・下顎法）に従い、上下顎ロウ堤の高さや平行性の調整を必要とする。

　本章では、下顎法に準じた仮想咬合平面の設定を基準とし、咬合床調整とロウ堤調整に焦点をあてて解説する。

咬合採得前に行う
顔貌とリップサポートの確認

【☞ P.47】

　矢状鼻唇角（1級95°・2級105°・3級85°）やエステティックラインを参考に、顔貌（口角・鼻唇溝・人中など）を見ながらリップサポートは与えられる[1]。前歯部豊隆不足により、不明瞭な人中・口角下垂・鼻唇溝（ほうれい線）やオトガイ唇溝が深くなる[2]。しかし、無歯顎者では上顎前歯を失ったことにより、口唇の縦皺（ちりめん皺）・横皺が深くなり目立つようになる。リップサポートの回復により、これら皺を適度に伸ばし、審美性の向上を図ることも必要である。

咬合採得前に行う
顔貌とリップサポートの確認

【☞ P.48】

1．閉口安静状態の咬合床（床辺縁と粘膜面）の適合について、適合試験材を用いて調べる

☑ 口腔内に咬合床を入れ、左右側ロウ堤咬合面（5・6番付近）に手指圧をかけた際、咬合床の適合不良で痛みがあるか確認し、調整する

☑ ロウ堤に手指圧を右側⇔左側と片方ずつかけ、咬合床の適合不良で動揺するか確認し、調整する

☑ 左右側ロウ堤咬合面（5・6番付近）に手指圧をかけた後、咬合床辺縁形態がニュートラルゾーンと合っていないことにより、閉口安静状態で咬合床が浮いてくるか確認し、調整する

2．機能時の咬合床（床辺縁と粘膜面）の適合について、適合試験材を用いたFit・Imp 機能運動（ただし、咬合圧を咬合床にかける運動はさせない）で調べる

☑ 左右側ロウ堤咬合面（5・6番付近）に手指圧をかけた後、閉口安静状態で咬合床は安定しているが、口腔周囲筋とそれに連動する粘膜の運動時（Fit・Imp 機能運動時）に、咬合床が浮いてくるか確認し、調整する

☑ 嚥下させたときに、嚥下できないかを確認し、調整する

Fit・Imp 機能運動

【☞ P.48（詳しくは P.86、87）】

　Fit・Imp 機能運動は、口腔周囲筋とそれに連動する粘膜の機能的運動を網羅している。この運動を粘膜適合試験や印象採得に用いることで、義歯床辺縁形態と義歯床研磨面形態に効果的にその運動を印記させることができる。

　粘膜適合試験で Fit・Imp 機能運動を用いる場合、義歯床辺縁および研磨面形態の適合状態がニュートラルゾーンにあるかどうかを判断するうえで、

調整部位を印記することができる。

　一方で、咬座印象などの最終印象でFit・Imp機能運動を用いる場合、義歯床辺縁および研磨面形態に口腔周囲筋と、それに連動する粘膜の機能的運動を反映した印象採得を行うことができる。

（注意：Fit・Imp機能運動は、阿部二郎先生提唱の印象法と松本勝利先生提唱の印象法などを参考にしたものである）

下顎法に準じた仮想咬合平面の決定意義

【☞　P.50、57】

　成書によると、咬合採得は"人工歯排列の基準となる上下顎の顎間関係を記録すること"と記されている[3]。通常、ラボサイドで製作されるロウ堤は、模型上の解剖学的ランドマークや粘膜反転部を基準点とし、ロウ堤の標準的形態に表記された基準値に則って製作され、症例に合わせて咬合床とロウ堤は調整される。そして、一般的な仮想咬合平面の設定は、上顎咬合床の咬合面を咬合平面板に当て、"前歯部切縁にあたる前歯部ロウ堤の高さを前方基準

とし、臼歯部ロウ堤の高さを正面からみて瞳孔間線に平行、側面からみてカンペル平面に平行"[4]とする。

　しかし、このカンペル平面に平行な咬合平面は人体構造の統計上において15％しかみられないとの報告[5]や、咬合平面をカンペル平面と平行に設定すると比較的咬合平面が後方に下がり、審美的にも低位になるとの報告[6]がある。特に骨格パターンと相関し、"咬合平面はカンペル平面と平行であるものではない"との見解が紹介されている[7〜12]。

　具体的には、下顎義歯咬合面が適正な高さにないと、人工歯に加わる力点は高位となって安定が損なわれる[13]ことや、咀嚼時に食塊を咬合面に保持するために下顎咬合平面の設定（安静時の下口唇および口角の高さ・舌背の高さ・レトロモラーパッド1/2の高さ）[14]を行うことなどを理由とし、下顎を基準とした人工歯排列（下顎法）を採用する。

　臼歯部仮想咬合平面の設定はカンペル平面に固執せずに"参考程度"とし、義歯の維持や咬合（人工歯排列の参考基準）を考慮した下顎仮想咬合平面の

設定法から、総合的に決定する。

　つまり、臼歯仮想咬合平面の設定において、上顎ロウ堤（カンペル平面を参考）の調整と下顎ロウ堤（安静時の下口唇および口角の高さ・舌背の高さ・レトロモラーパッド1/2の高さ）の調整を個々に行ったうえで、上下顎ロウ堤から得られた咬合平面の調整（つじつま合わせ）を上顎ロウ堤で行い、最終的に咬合採得を行うべきであると考える。

4　咬合採得前に行う咬合床調整とロウ堤調整

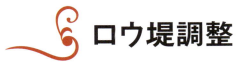

ロウ堤調整

平均的基準値に則ったロウ堤製作後、必要最低限確認したいロウ堤調整ポイント

1 口腔内試適前調整

長さ 咬合採得時、上下顎ロウ堤の最後方部接触は、下顎ロウ堤の前方移動を引き起こすため、スキーゾーン該当部をトリミングする

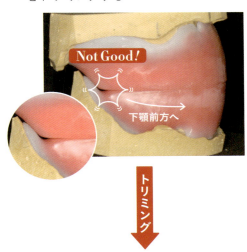

↓ トリミング

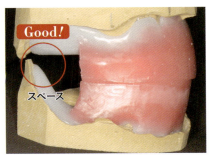

高さ 参考にできる旧義歯や暫間義歯の高さ（形態）を考慮して調整する

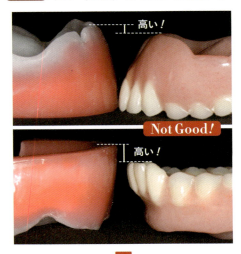

↓ トリミング

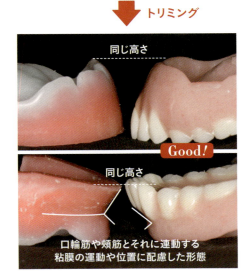

幅 参考にできる旧義歯や暫間義歯の歯列弓に考慮して調整する

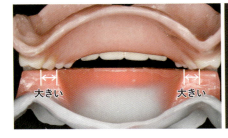 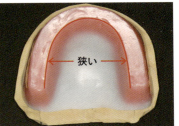

↓ トリミング

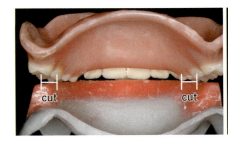 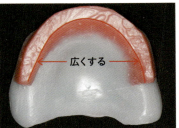

2 口腔内調整

リップサポート 審美性と機能性（口唇圧との調和）を考慮した前歯部豊隆を与える

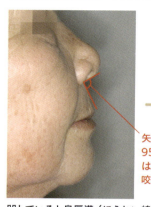

凹していると鼻唇溝（ほうれい線）が深くなり、横皺・縦皺（ちりめん皺）が消えないまた、口角下垂が起こる

診査 →

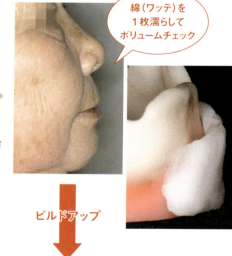

綿（ワッテ）を1枚濡らしてボリュームチェック

矢状鼻唇角は95°（Ⅱ級咬合は＋10°、Ⅲ級咬合は−10°）

ビルドアップ ↓

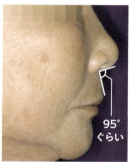

95°ぐらい

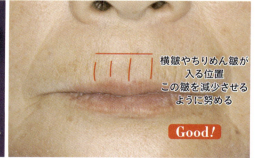

横皺やちりめん皺が入る位置
この皺を減少させるように努める

Good!

舌房 舌房を阻害しないロウ堤の幅に調整する

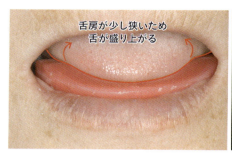

舌房が少し狭いため舌が盛り上がる

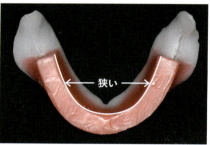

狭い

トリミング ↓

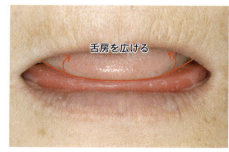

舌房を広げる

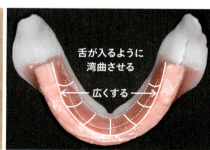

舌が入るように湾曲させる

広くする

4 咬合採得前に行う咬合床調整とロウ堤調整

咬合床 床辺縁/粘膜面 適合調整

"静態時・動態時の口腔周囲筋とそれに連動する粘膜"に調和した咬合床の調整を行う

1 閉口安静時の調整

☑ *Check* 閉口安静時の咬合床（床辺縁と粘膜面）の適合

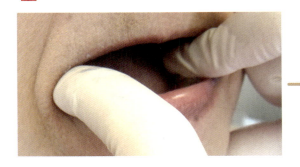

注 手指圧で保持する 上下顎を咬合させない。

Fit

注 必ず上下顎別々に調整を行う。

☑ *Check* 機能運動時の咬合床（底辺縁と粘膜面）の適合

2 機能運動時の調整

（Fit・Imp機能運動を行う。ただし、咬合圧を咬合床にかける運動はさせない）☞ P.86〜87

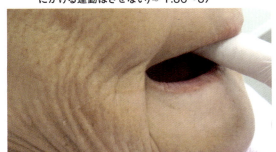

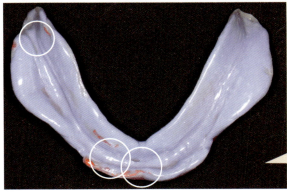

※注）適合試験材としてウォッシュタイプのシリコーン印象材を使用

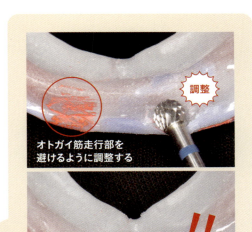

調整

オトガイ筋走行部を避けるように調整する

!!

3 その他 ☑ *Check* 口蓋後縁封鎖域（*Fit・Imp機能運動で再現できない部位）

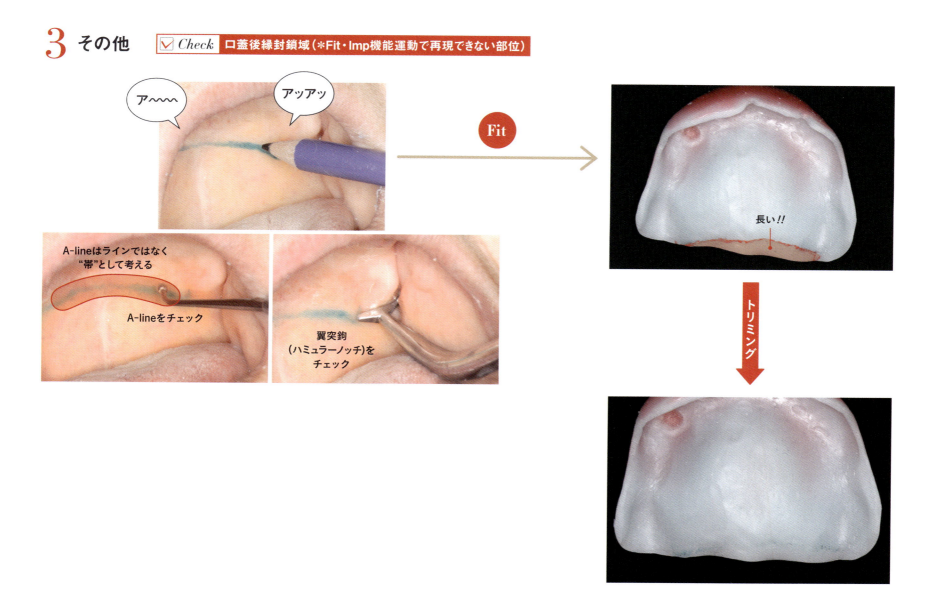

下顎法に準じた
仮想咬合平面の設定

1 下顎仮想咬合平面の設定

前歯部ロウ堤の高さ　　：安静時の下口唇・口角の高さ
臼歯部ロウ堤の高さ　　：安静時の舌背の高さ
下顎後縁ロウ堤の高さ　：レトロモラーパッド部の1/2の高さ

Point ニュートラルゾーンを意識したロウ堤のトリミングができているかをチェックする。

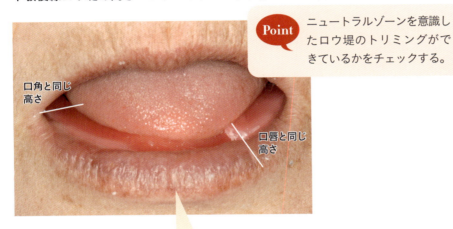

口角と同じ高さ
口唇と同じ高さ

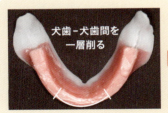
犬歯-犬歯間を一層削る

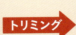
トリミング

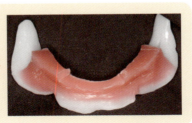

注 下顎仮想平面の設定後、咬合採得の失敗要因の一つである"前方咬みによる咬合採得"を防止するため、下顎切歯相当部をトリミングする（ただし、前歯ロウ堤の高さがわかるように、過剰なトリミングは避ける）。

2 上顎仮想咬合平面の設定

前歯部ロウ堤の高さ　　：閉口安静時に、上口唇下縁に一致
　　　　　　　　　　　　微笑んだときに、上口唇下縁の1〜2mm下方
前歯部ロウ堤の平行性　：瞳孔間線に平行
臼歯部ロウ堤の平行性　：カンペル平面に"参考程度"平行

基準的（瞳孔間線・眼耳平面より）チェック

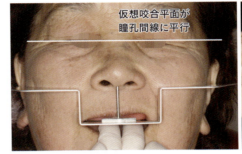
仮想咬合平面が瞳孔間線に平行

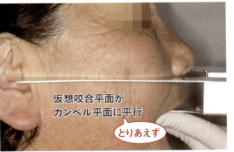
仮想咬合平面がカンペル平面に平行
とりあえず

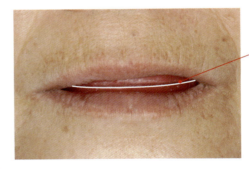
閉口安静時は上口唇下縁に一致。微笑んだときに上唇から1〜2mmくらい見える

注 臼歯部ロウ堤の平行性を、下顎ではなく上顎で行う可能性があるため、上顎臼歯部ロウ堤はカンペル平面に"参考程度"平行にする。

咬合採得の失敗要因の一つ
咬合採得時の姿勢

仮想咬合平面は床と平行。起こして自然に近い 頭位と姿勢

- 下顎位である筋肉位は頭位や姿勢などの影響を受けやすい
- ヘッドレストの傾きは咬合高径に影響を及ぼす

→ 起こして自然に近い頭位と姿勢で咬合採得する

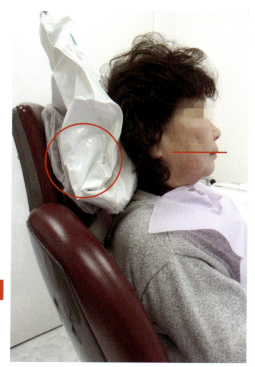

☑ Check　基本姿勢はアップライト[15]

頭位や姿勢の位置づけが困難な患者に適した枕
EZ フィットピロー
（クロスフィールド）

EZ フィットピローは、ユニットのバキュームで形態・硬さを変化させることができる枕である。特に頭位や姿勢の位置づけが困難な患者（脊椎後弯症にみられる背中が曲がった高齢者など）に使用できる

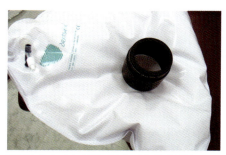

1　枕の中央に頭に見立てた物を置き、陰圧状態と固定状態を確認してみる

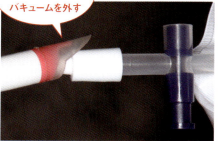

（好みの形態・硬さになったらバキュームを外す）

2　枕の接続バルブにバキュームを接続・吸引し、枕内の空気を陰圧にする

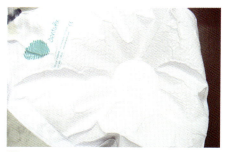

3　枕が物の形態に合わせて陰圧になり、物を固定している様子がうかがえる

4　咬合採得前に行う咬合床調整とロウ堤調整

Chapter 4 参考文献

1）市川哲雄，北村清一郎：総義歯を用いた無歯顎治療．クインテッセンス出版，東京，2004.

2・3・4）山縣健佑，黒岩昭弘：図説無歯顎補綴学－理論から装着後の問題解決まで－．学建書院，東京，2004.

5）阿部晴彦：診査・診断に基づく総義歯の臨床．クインテッセンス出版，東京，2009.

6）市川哲雄，北村清一郎：総義歯を用いた無歯顎治療．クインテッセンス出版，東京，2004.

7）Katsushi Tamaki, Tadahiro Yoshino, Ales G.Celar, Josef W.Freudenthaler, Rudolf Slavicek and Sadao Sato：A Cephalometric Study of the Compensation for the Skeletal Pattern of Dentulous Subjects. Bull of Kanagawa Dent Col, 27(1)：8-12, 1999.

8）Katsushi Tamaki, Katsuhiko Kimoto, Tadahiro Yoshino, Motoki Fujwara, Tsuyoshi Otsuji and Ales Celar：A fabricating procedure for the complete denture based on the skeletal pattern. Bull of Kanagawa Dent Col, 27(2): 111-116, 1999.

9）Katsushi Tamaki：Occlusion and function of the Craniomandibular System. Bull of Kanagawa Dental College, 29(2): 111-119, 2001.

10）Katsushi Tamaki, Sadao Sato：Diagnosis and Occlusion Treatment of Craniomandibular Dysfunction. Bull of Kanagawa Dental College, 30(2): 137-142, 2002.

11）渡辺宣孝，他：総義歯という山の登り方－臨床のベストルートを求めて－．医歯薬出版，東京，2009.

12）松本勝利：GDS総義歯の真髄．クインテッセンス出版，東京，2014:

13）河相安彦：顎堤条件に基づく総義歯咬合様式の選択 フルバランスドオクルージョンか リンガライズドオクルージョンか－臨床試験のエビデンスからの判断．補綴臨床，46（5）：552-560, 2013.

14）山縣健佑，黒岩昭弘：図説無歯顎補綴学－理論から装着後の問題解決まで－．学建書院，東京，2004.

15）西山雄一郎，大久保力廣：日常臨床のレベルアップ＆ヒント72．デンタルダイヤモンド社，東京，2015.

咬合採得

Chapter 5

　成書によると、無歯顎の咬合採得は、"人工歯排列の基準となる上下顎の顎間関係を記録すること"と記されており、垂直的・水平的顎間関係決定法が数多く存在する。咬合採得は総義歯製作過程の難所とされているが、顎位改善が望めない症例（頭位の傾きや姿勢の歪みによる下顎位のズレが見られる場合、顎関節の器質的変化と機能障害が見られる場合など）を含め、いかなる症例に対しても、術者が確実な咬合採得を獲得することができるのであれば、いかなる顎間関係決定法を採用してもよいのではないかと考える。

　本章では、下顎位の設定を筋肉位としたうえで、垂直的顎間関係決定法（Willis 法・下顎安静位利用法・旧義歯利用法）と垂直的顎間関係決定法（習慣性閉口路利用法・ゴシックアーチ描記法）を解説するとともに、咬合採得のポイントを提案する。

咬合採得時に注意すべき顎位と姿勢

　咬合採得が困難を極める症例は、暫間義歯による顎位改善が困難な症例である。つまり、頭位の傾きや姿勢の歪みによる下顎偏位や顎関節の器質的変化と、機能障害が見られる場合である。

　総義歯製作時に与える下顎位は筋肉位である。特に筋肉位は、頭位や姿勢などの影響を受けやすいといわれる。総義歯製作前から頭位の傾きや姿勢の歪みがあり、暫間義歯による是正ができない場合は、現状の顎位を反映させた顎位としなくてはならない。

　顎関節の触診を行い、開閉口時の関節窩と顆頭の位置関係を把握することで、咬合採得に適切な位置関係（顎位）にあるか目安とする。

正中線決定の留意事項

【☞　P.59】

　基準線は正中線・鼻幅線・上唇線を必要最低限記入する。特に正中線の決定は顔面正中線と機能正中線を参考にして決定したい。

　通常、上唇小帯・切歯乳頭の中央部・舌小帯・下唇小帯は同一線上にあり、機能正中線と呼ばれている[1]。特に、上唇小帯の位置は中切歯人工歯排列において基準とされているが、顔面正中線と機能正中線が合致しない場合がある。顔面正中線が鼻筋や人中が曲がっているため、必ずしも左右対称ではない。

　正中線を決定するうえで、審美的要因を理由に機能正中線より顔面正中線を優先させることがある。

ゴシックアーチ描記法を用いずに水平的顎間関係を決定した場合に必見

模型による水平的顎間関係のズレの確認方法

【☞　P.60】

　上顎ハミュラーノッチと下顎レトロモラーパッド遠心後縁端は、翼突下顎ヒダ（翼突下顎縫線）で連なっている。作業用模型を後方から見たとき、機能正中線（上唇小帯・切歯乳頭の中央部・舌小帯・下唇小帯は同一線上にある）に対し、左右側の上顎ハミュラーノッチと下顎レトロモラーパッド遠心後縁端を結んだ線が"ハの字"を描くような顎間関係であれば、水平的顎間関係のズレがないと判断する。しかし、この線が"への字"を描くような上下顎の位置関係であれば、水平的顎間関係のズレが生じていると判断する[2]。（図1、2は、一般的な垂直的顎間関係の設定と水平的顎間関係の設定例）[3]

・形態学的に求める方法　　　：　下顎中切歯の露出度から審美的に決める
　　　　　　　　　　　　　　　　　方法
・抜歯前記録を利用する方法　：　側貌写真法および側貌記録法
　　　　　　　　　　　　　　　：　有歯時の写真上での計測値利用（Wright）
・顔面計測値を利用する方法　：　Wills の顔面計測法
　　　　　　　　　　　　　　　：　McGee 法
　　　　　　　　　　　　　　　：　Bruno 法
　　　　　　　　　　　　　　　：　Byanov 法
　　　　　　　　　　　　　　　：　Ｘ 線写真法
・機能的に求める方法　　　　：　下顎安静位法
　　　　　　　　　　　　　　　：　発音法（発音利用法）
　　　　　　　　　　　　　　　：　嚥下法（嚥下運動利用法）
　　　　　　　　　　　　　　　：　咬合力計測法
　　　　　　　　　　　　　　　：　筋電図法
　　　　　　　　　　　　　　　：　患者の感覚による方法（ScrewJack 法）
　　　　　　　　　　　　　　　：　咀嚼筋群の刺激反射を利用

図❶　垂直的顎間関係（咬合高径）の設定

・生理的方法　：　筋の疲労法
　　　　　　　：　反復咬合法（習慣性閉口路利用法）
　　　　　　　：　ワルクホッフ（Walkhoff）の小球利用法
　　　　　　　：　咬筋触診法
　　　　　　　：　側頭筋触診法
　　　　　　　：　咬筋、側頭筋の同時触診法
　　　　　　　：　嚥下運動利用法
　　　　　　　：　頭部後傾法
・下顎側方運動軌跡の描記によって求める方法：（ゴシックアーチ描記法）
・立体的な運動経路の記録によって求める方法：Graphic 法
　　　　　　　　　　　　　　　　　　　　　　（パントグラフ）
　　　　　　　　　　　　　　　　　　　　　：Chew-in 法
　　　　　　　　　　　　　　　　　　　　　：F.G.P テクニック

図❷　水平的顎間関係の設定

5

咬合採得

垂直的顎間関係（咬合高径）の決定

1 Willis法（形態的決定法）

瞳孔-口裂間距離 ＝ 鼻下点-オトガイ底間距離

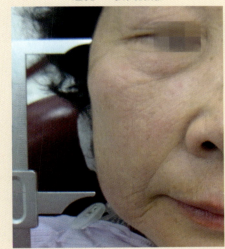

下顎安静位における顔面計測値を利用した咬合高径

or

2 下顎安静位利用法（機能的決定法）

鼻下点-オトガイ底間距離

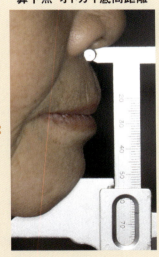

下顎安静位の上下顎間距離 − 安静空隙約2mm ＝ 咬合高径

or

3 旧義歯利用法（形態的決定法）

鼻下点-オトガイ底間距離

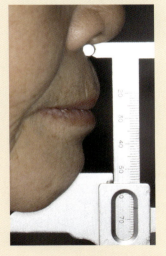

現義歯（旧義歯・暫間義歯）の咬合高径

臼歯部仮想咬合平面と垂直的顎間関係の確認

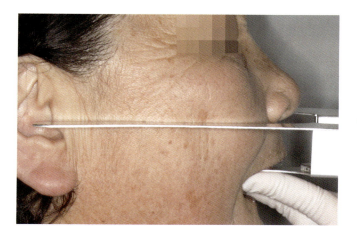
上顎仮想咬合平面

＋

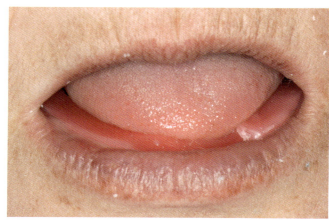
下顎仮想咬合平面

≠ 平行

5 咬合採得

Not Good!

咬合高径が低い場合、許容量を超した咬合挙上を行うと、常に咀嚼筋や靱帯が引き伸ばされ、クレンチングを生じやすくなり、結果として義歯床下粘膜に疼痛が起こる。

 Point 上顎仮想咬合平面と下顎仮想咬合平面が一致しない場合は？

臼歯部仮想咬合平面は、義歯の維持安定や咬合（人工歯排列法）を考慮し、下顎仮想咬合平面を基準とする。そのため、上下顎を合わせた臼歯部仮想咬合平面は、上顎ロウ堤で補正を行い、総合的に決定する。

 Point 咬合挙上量の目安

現義歯（旧義歯・暫間義歯）の咬合高径 ≒ 咬合高径の設定法から算出された数値×70％
使用義歯の咬合高径が低い場合、咬合高径の設定法から算出された数値と比べ、咬合挙上量が極端に大きくなることがある。使用義歯の咬合高径を考慮しながら、咬合高径の設定法から算出された数値の70％を目安に、最終的な咬合高径を決定する。

水平的顎間関係の決定

1 習慣性閉口路利用法（タッピング法）

軽くタッピングさせたとき、タッピングポイントが収束していることを確認する

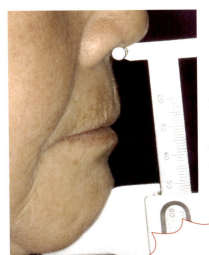

決定した咬合高径まで
臼歯部ロウ堤を
○ 合わせる
✗ 咬ませる

Not Good!

大開口をさせたり、ロウ堤を強く咬ませた咬合採得を行わない。蝶番運動の範囲の開口から軽くタッピングさせ、そっと合わせる。

2 ゴシックアーチ描記法

習慣性閉口路利用法でタッピングポイントが収束しない場合や、暫間義歯で顎位改善を行ったが水平的顎間関係の決定に不安がある場合に用いる

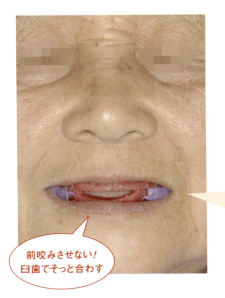

前咬みさせない！
臼歯でそっと合わす

隙間はBT材で埋める

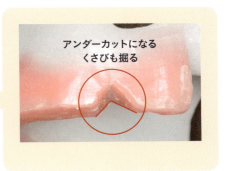

アンダーカットになる
くさびも掘る

Point ゴシックアーチで再確認

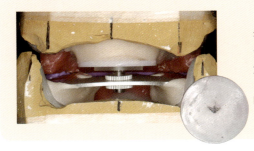

習慣性閉口路利用法で決定した顎位とゴシックアーチ描記法で決定した顎位が一致しているかどうかの確認と評価は、咬合器上のスプリットキャストで行う[4]。

基準線 (正中線/鼻幅線/上唇線) などの記入

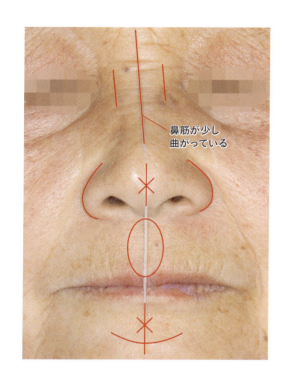

鼻筋が少し曲がっている

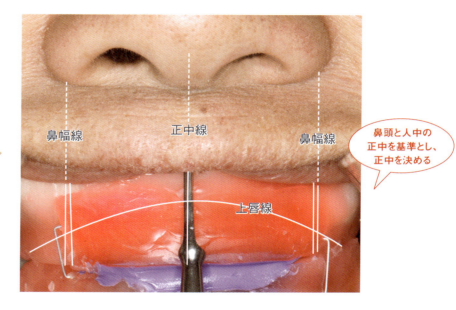

鼻幅線　正中線　鼻幅線

鼻頭と人中の正中を基準とし、正中を決める

上唇線

注
顔面正中線≠機能正中線
顔面正中線（鼻筋・入中など）が曲がっていることも珍しくない。顔面正中線と機能正中線が同一線上に合致しない場合、顔のどこを正中とするかを考えて正中線を決める。

Point 咬合床がズレた位置で咬合採得されたかどうかを上唇小帯で確認

咬合床がズレた位置で咬合採得された場合、上唇小帯がズレた方向に引っ張られる。

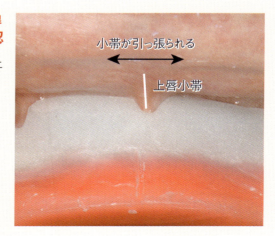

小帯が引っ張られる
上唇小帯

5 咬合採得

これが間違っていたら咬合採得やり直し！
咬合採得後の重要チェックポイント

1 正面から見て、上下顎正中がおおよそ合う

Front Check

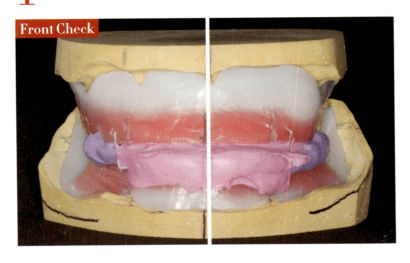

2 後面から見て、翼突下顎縫線相当部位が"ハの字"を描くような顎間関係

Back Check

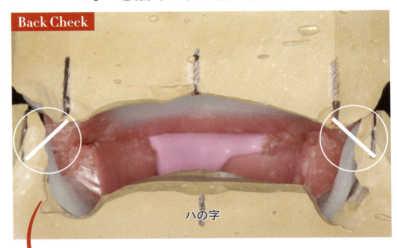

ハの字

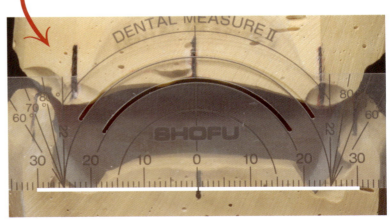

注 後面から見て、翼突下顎ヒダ相当部位が"への字"を描くような顎間関係の場合、咬合採得がズレた可能性がある[5]。

3 後方ロウ堤がぶつからず、上下2〜5mmの隙間が空いている

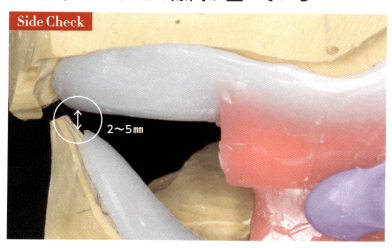

4 使用義歯と比較して顎間距離が大幅に異ならないかを確認する

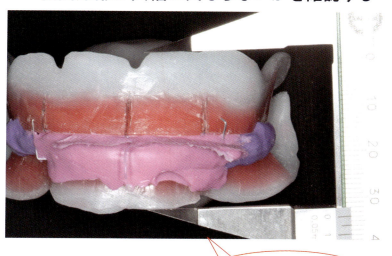

前歯部上下床縁間距離は平均37mm前後だが、本症例は咬合が低い

男性		計測部位	女性	
平均	S.D.		平均	S.D.
19.6mm	5.9mm	正中部	18.2mm	5.0mm
19.7mm	5.2mm	右側小臼歯	18.8mm	4.6mm
19.9mm	5.3mm	左側小臼歯	19.2mm	4.9mm
10.2mm	3.8mm	右側第3大臼歯	9.7mm	3.9mm
10.4mm	4.0mm	左側第3大臼歯	9.8mm	3.7mm

無歯顎者の平均的顎堤間距離[6]

Chapter
5 参考文献

1）本郷英彰，堤 嵩詞：デンチャースペースの回復できめる総義歯のかたち．医歯薬出版，東京，2012.
2・5）渡辺宣孝，他：総義歯という山の登り方─臨床のベストルートを求めて─．医歯薬出版，東京，2009.
3・6）市川哲雄，北村清一郎：総義歯を用いた無歯顎治療．クインテッセンス出版，東京，2004.
4）斎藤善広：吸着して機能的な総義歯　3つのエッセンス─各論編─．歯界展望：124（1）〜（3），2014.

Chapter 6

人工歯排列
（前歯部人工歯排列）

　顔貌および口腔内所見から得られた解剖学的・審美的要因や、ロウ堤や咬合器付着模型の所見から得られた形態的・機能的要因などを参考に、人工歯選択および人工歯排列が行われる。しかし、これらの要因に合わせて、豊富な種類の人工歯から、どのメーカーのどのような種類の人工歯が用いられるのかは、術者の独断と偏見（人工歯の材料費・術者の単なる好みなどの理由）によって選択される現状にある。実際、人工歯は決してすべて同じものではなく、人工歯に与えられた形態や咬合・機能は、コンセプトが異なる。そのため、使用する人工歯のコンセプトを理解し、症例に応じて人工歯を使いこなすことが必要である。

　本章では、筆者が主に使用する人工歯のコンセプトを紹介し、人工歯選択と人工歯排列ポイントを示す。

前歯人工歯（上顎中切歯の大きさ）選択基準ポイント

【☞　P.68】

前歯人工歯の形態や色調に関して、患者の希望と術者が決定した形態・色調・大きさが調和するように選択する。前歯人工歯の大きさは、上顎中切歯の大きさと6前歯総幅径（ロウ堤に記入した鼻幅線が上顎犬歯尖頭と一致）などを基準に決定するが、旧義歯利用法とツースインジケーターも参考にする[1]。

前歯部人工歯排列での注意事項

ロウ堤前歯部で記録されているロウ堤の長さや傾斜・基準線、さらには人工歯排列時のランドマークとなる切歯乳頭や口蓋皺壁を基準に、選択された前歯部人工歯を排列する。

上顎前歯部の位置関係では、上顎中切歯と正中線の位置関係や上顎前歯切縁の位置と上唇下縁との関係、スマイルライン（上顎6前歯が微笑時に下唇に沿い上唇をわずかに開いたとき0〜2mm前歯切端が見える）などを確認する。そして、その排列された前歯人工歯と顔貌が調和しているか、患者と確認すべきである。

私が勧める人工歯とその解説

サーパス前歯／臼歯Gシリーズ（ジーシー）

- 即時義歯に使用する人工歯として好ましい形態（機能咬頭傾斜角・歯冠長）と硬さ（耐摩耗性）
- "初めて装着する義歯"として即時義歯に使用

即時義歯で用いられる人工歯は、治療用義歯や最終義歯製作までの顎位の維持を考慮して軟らかすぎず、かつ抜歯直後の顎堤を考慮して硬過ぎない人工歯が望ましい。サーパスGの適度な咬頭傾斜角（20°）やビッカース硬度（25.2Hv0.2）[2]は即時義歯人工歯として適応しやすい。歯冠長基底面を薄型にした臼歯S形態は、人工歯排列スペースが十分設けられない顎間距離の即時義歯製作に適している。また、人工歯咬合面裂溝は十分な深さを有するため、即時義歯装着時に起こり得る過度な咬合調整後も、裂溝は食片の遁路として機能する。

ベラシアSAアンテリア／ポステリア（松風）

- 人工歯の全層構造が同一材料

- 経験の浅い歯科医師や歯科技工士でも容易な人工歯排列と少ない咬合調整量を実現
- 顎関節の器質的変化や機能障害によって顎位改善が困難で、咬合治療に影響を及ぼしそうな症例の治療用義歯に使用

中心咬合位での安定（咬合バランスを第1大臼歯に位置させている）と偏心運動時のスムーズな運動を行うため、臼歯のみならず前歯にも機能的なファセットを付与し、偏心位から中心咬合位へ収束しやすい嵌合関係を構築できるような人工歯形態を有する[3,4]。そのため、人工歯排列時にバランスドオクルージョンが得られやすいだけではなく、咬合調整量が少ない[5]。顎位改善を目的として製作した治療用義歯のなかには、顎関節の器質的変化や機能障害によって顎位改善が困難で、咬合が収束しない症例がある。早期の咬合収束と義歯安定を第一とし、咬合調整の簡便化を図るためにベラシアSAを用いる。

ベラシアSAポーセレン／ポステリア（松風）

- 硬質レジン歯ベラシアSAポステリアと陶歯ベラシアSAポーセレンポステリアは同形態
- 硬質レジン歯（暫間義歯）から陶歯（最終義歯）へのスイッチ（移行）を前提とした義歯製作に使用

一般的に、陶歯の人工歯排列や咬合調整は、硬質レジン歯と比べて煩雑である[6]。ベラシアSAとベラシアSAポーセレンは同形態であるため、ベラシアSAと同様の特徴を有する。最終義歯にベラシアSAポーセレンを使用することを前提とし、暫間義歯にベラシアSAを使用することで、最終義歯製作過程において、暫間義歯の人工歯排列や咬合調整を考慮した咬合を与えることができる。また、硬質レジン歯と陶歯が同形態であるゆえに、硬質レジン歯と陶歯を組み合わせた人工歯排列が可能である。

デュラクロスフィジオ前歯／臼歯（ニッシン・モリタ）

- 咬合平衡が保たれやすく、硬い解剖学的人工歯（咬頭傾斜角臼歯部30°・大臼歯部25°）
- 長期義歯使用における耐摩耗性を考慮し、最終義歯に使用

最終義歯の顎位と咬合の維持安定

に必要な人工歯の要素は、長期使用時における人工歯の耐摩耗性と考える。デュラクロスフィジオは、エナメル層に有機質複合フィラー（Tmpt-f）を配合することにより高い硬度・耐摩耗性・耐吸水性（ビッカース硬度[39.1Hv0.2]）を向上させた[7]。そのため、長期義歯使用に備える人工歯として適していると考える。また、中心咬合位での安定（咬合バランスを小臼歯付近に位置させる）とグループファンクションを想定し咬頭傾斜角臼歯部30°・大臼歯部25°に設定している[8]。頬舌径を天然歯の70％に設定し、機能咬合面を最後臼歯に向かうほど小さくすることで、機能時の義歯の動きを少なくすることができる[9]。

MFT 前歯／臼歯
（VITA Zahnfabrik・白水貿易）
VITAPAN EXCELL（前歯）・
LIGOFORM（臼歯）
（VITA Zahnfabrik・白水貿易）

- 人工歯の全層構造が同一材料
- MFT（暫間義歯）からVITAPAN EXCELL・LIGOFORM（最終義歯）は同形態
- MFT から VITAPAN EXCELL・LIGOFORM へのスイッチ（移行）を前提とした義歯製作に使用

従来の人工歯はエナメル層・デンティン層・歯頸部層ごとにフィラーやマトリックスの異なる材料で重合されていた。耐摩耗性に配慮し、エナメル層に耐久性をもたせた人工歯であっても、エナメル層が過度に咬耗した場合、硬度の劣るデンティン層の咬耗が加速し、人工歯の破折や脱離を起こす可能性がある。

MFT・VITAPAN EXCELL・LIGOFORMともに、材料（フィラー・マトリックス）や結合様式の改良を行い、人工歯の全層（エナメル・デンチン・歯頸部）を同じ材質で加圧重合したことにより耐摩耗性の向上を図り、どの層でも硬度・耐摩耗性は同じである[10]。

VITAPAN EXCELL・LIGOFORM にはナノハイブリッドフィラーが用いられており、MFT より耐摩耗性、耐プラーク付着性、耐着色性が向上している。

MFT・VITALINGOFORM はマルチファンクション咬合面（あらゆる咬合様式に対応できる咬合面）を有し、経験の浅い歯科技工士でも、咬頭嵌合位へ人工歯排列しやすいような排列法（easy centric）をもつ。

ベラシア SA フルアーチ（松風）

- 片顎12本の人工歯が連結された人工歯
- デジタル義歯の製作や、現義歯の人工歯置換に応用

総義歯の人工歯排列に応用可能な水平的アーチの表現を目的とし、元あった天然歯の位置に人工歯排列する点を考慮して製作した総義歯の平均的人工歯列弓形状と、正常咬合の平均的天然歯列弓形状を比較した結果（図1、2）、左右的位置について近似性を認めたことを参考に製作された連結型人工歯[11]。ベラシア SA フルアーチ（PMMA）は、ただ単に人工歯が連結されたものではなく、設定された人工歯列にエビデンスがある。

ベラシア SA フルアーチの大きさは、Mサイズを基準にSサイズとLサイズがあり、咬合様式は前述したベラシア SA の特徴をもつ。今後、ベラシア SA フルアーチは、デジタル義歯の製作に寄与すると思われる。

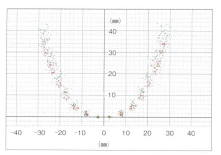

図❶ 総義歯下顎歯列（27症例）と正常天然下顎歯列（29症例）における抽出計測点の平均座標値の重ね合わせ（参考文献[11]より引用改変）

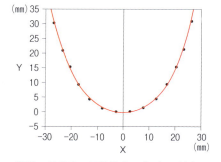 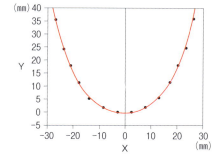

図❷ 総義歯の平均的人工歯列弓（左）と正常咬合の平均的天然歯列弓の抽出計測点における歯列弓（右）。近似した歯列弓をしている（参考文献[11]より引用改変）

6 人工歯排列（前歯部人工歯排列）

私が勧める 人工歯の使い分け

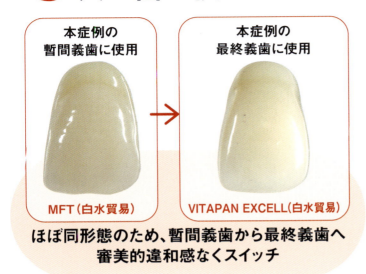

MFT（白水貿易） 本症例の暫間義歯に使用 → **VITAPAN EXCELL（白水貿易）** 本症例の最終義歯に使用

ほぼ同形態のため、暫間義歯から最終義歯へ審美的違和感なくスイッチ

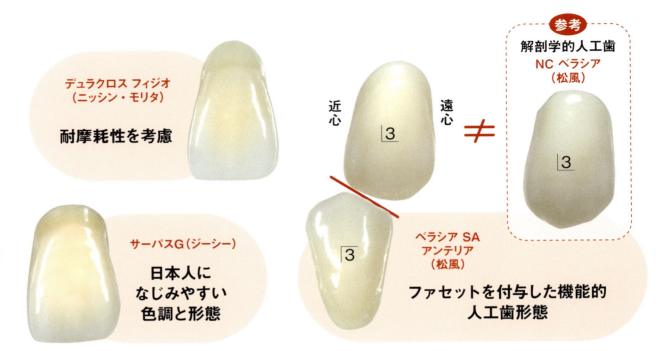

デュラクロス フィジオ（ニッシン・モリタ） 耐摩耗性を考慮

サーパスG（ジーシー） 日本人になじみやすい色調と形態

ベラシア SA アンテリア（松風） 近心／遠心 ≠ ファセットを付与した機能的人工歯形態

参考 解剖学的人工歯 **NC ベラシア（松風）**

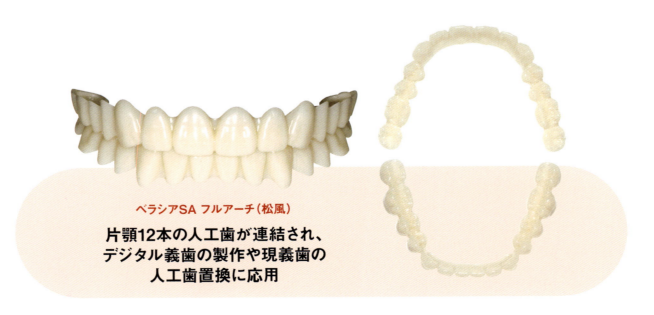

ベラシアSA フルアーチ（松風） 片顎12本の人工歯が連結され、デジタル義歯の製作や現義歯の人工歯置換に応用

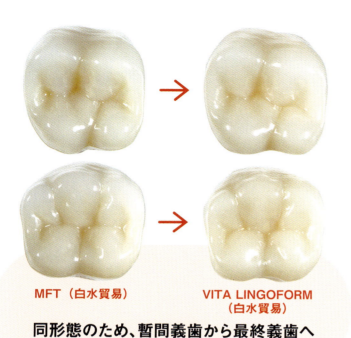

MFT（白水貿易） → VITA LINGOFORM（白水貿易）

同形態のため、暫間義歯から最終義歯へ咬合状態をスイッチしやすい

サーパスG（ジーシー）

適度な軟らかさは即時義歯や暫間義歯に適する

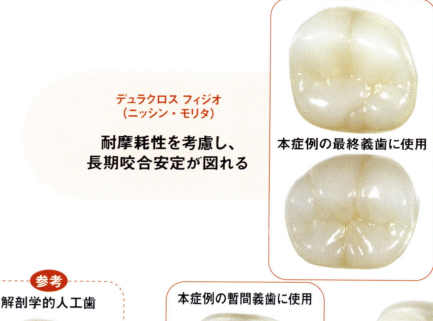

デュラクロス フィジオ（ニッシン・モリタ）

耐摩耗性を考慮し、長期咬合安定が図れる

本症例の最終義歯に使用

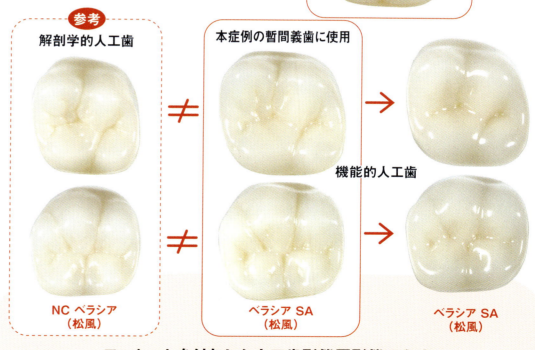

参考　解剖学的人工歯　　本症例の暫間義歯に使用

NC ベラシア（松風）　≠　ベラシア SA（松風）　→　ベラシア SA（松風）

機能的人工歯

ファセットを付与した人工歯形態同形態のため、硬質レジン歯から陶歯へ咬合状態をスイッチしやすい

前歯人工歯選択
上顎中切歯の選択ポイント

最も重要なポイントは、患者本人の希望する形態・大きさ・色調を参考にすること

形態

1 上顎顎堤の形態を参考にする

or

2 顔面の輪郭を参考にする

or

3 現義歯（旧義歯・暫間義歯）を参考にする

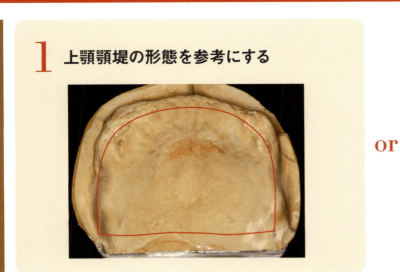

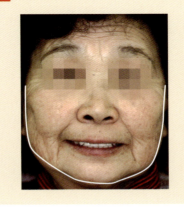

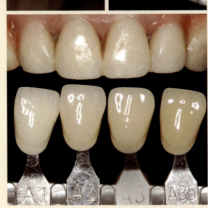

大きさ

1 ロウ堤（鼻幅線－鼻幅線間距離）を参考にする

6前歯総幅径
鼻幅線　正中線　鼻幅線
犬歯線　犬歯線
鼻翼外側線間距離　犬歯尖頭間距離

or

2 顔面の大きさの1/16を参考にする

ツースインジケーターで大きさを決定

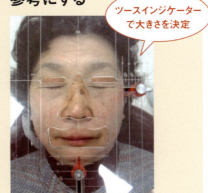

or

患者と一緒に確認
前歯部人工歯排列と顔貌の調和

最も重要なのは、患者と一緒に顔貌を確認すること

1 上顎前歯部切縁の位置を確認

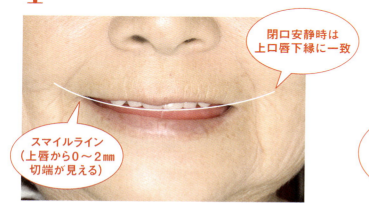

閉口安静時は上口唇下縁に一致

スマイルライン（上唇から0〜2mm切端が見える）

2 リップサポートの確認
[鼻唇溝・横皺・縦皺（ちりめん皺）の伸び方の確認]

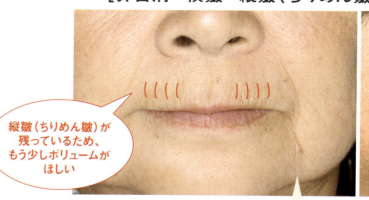
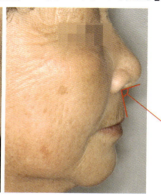

縦皺（ちりめん皺）が残っているため、もう少しボリュームがほしい

矢状鼻唇角 95°

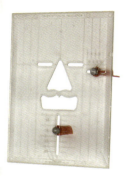

人工歯の大きさを顔面の大きさの相似形から選択
ツースインジケーター
（茂久田商会）

このツールを顔面に当てるだけで、容易に顔面の大きさの1/16に相当する人工歯の大きさを選択できる

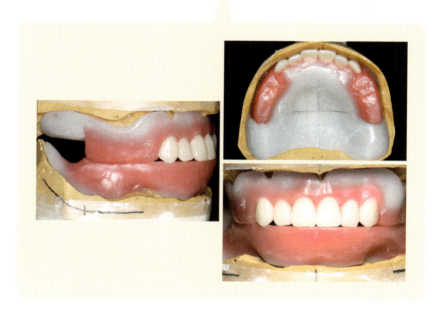

6 人工歯排列（前歯部人工歯排列）

Chapter
6 参考文献

1）市川哲雄，北村清一郎：総義歯を用いた無歯顎治療.クインテッセンス出版，東京，2004.

2・6・7）河相安彦，伊東誠康：QDT Art & Practice，2014（付録）.

3）株式会社松風：人工歯の変遷.松風歯科クラブ 創立90周年記念誌，2012.

4・5）佐藤浩一：人工歯に求められる形態と機能の考察.―材料，開発コンセプトの変遷から探る普遍的な設計要件とは 第3回（最終回）人工歯形態設計の新しい潮流.歯科技工，42（1），2014.

8）外田 智：ニューコンセプトの人工歯とその排列法 2 ～ニッシン デュラクロスフィジオについて～.日本歯技，407，2003.

9）細見洋泰：CLINICAL REPORT フィジオロジックシステムにおける人工歯の役割.株式会社モリタ Dental Magazine No. 108.

10）前畑 香：ドイツ・VITA 本社訪問―臼歯部人工歯 VITA LINGOFORM のコンセプト.デンタルダイヤモンド，2012.

11）前畑 香，小松俊司，渡辺宣孝，一色ゆかり，玉置勝司：総義歯製作における人工歯排列の水平面的アーチの決定に関する研究.日補綴会誌，14：150-157，2022.

Chapter 7

咬座印象前に行うロウ義歯試適（臼歯部人工歯排列）

　最終印象となる咬座印象（機能印象）では、ロウ義歯はトレーの役割を担う。咬座印象で人工歯排列されたロウ義歯を用いることで、口腔内に総義歯を装着した感覚に近い状態の口腔周囲筋やそれに連動する粘膜の動きを印象採得できる。しかし、あくまでも咬座印象前のロウ義歯は、解剖学的印象で製作されたものであり、義歯床下粘膜の静態が反映されたものである。咬座印象を行うことにより、ロウ義歯床辺縁や床研磨面形態に、義歯床下粘膜の動態を付与させ、義歯床の最終形態を決定することができる。

　本章では、エラーの少ない咬座印象を実現させるために、咬座印象前処置として、咬座印象で用いられるロウ義歯の咬合と適合状態の確認および調整の必要性を考える。

臼歯人工歯選択基準ポイント

■ 顎関節形態

顎関節形態が平坦化していると、緩い顆路角で滑走していることが推測でき、人工歯咬頭傾斜角を緩やかにする[1]。

■ 顎堤の形態

顎堤吸収の進行によって平らになった顎堤は側方圧による抵抗が弱いため、人工歯咬頭傾斜角を緩やかにし、床の安定を図る[2]。

■ 垂直的顎間距離

決定した咬合高径が低い場合、臼歯人工歯排列において、歯冠長径の長い人工歯を選択することは困難である。特に、陶歯臼歯部は床用レジンと結合させるための維持孔があり、人工歯基底面を調整することができないため、垂直的顎間距離が低い場合に使用することができない。

臼歯部人工歯排列での注意事項

咬合器付着模型を参考にした人工歯排列ポイント

【☞ P.74】

下顎仮想平面を基準とした下顎法で、人工歯排列を行う。人工歯排列で基準とされるのは咬合器付着模型から推測された咬合平面であり、上下顎顎堤中央・レトロモラーパッドの1/2の高さ・矢状面観からみた顎堤の傾斜などが参考にされる[3]。

■ スキーゾーンの人工歯排列

スキーゾーンとは、顎堤傾斜が咬合平面に対し22.5°以上の角度をもつ範囲である。スキーゾーンに排列された人工歯に咬合圧が加わると、義歯の前方誘導や、スキーゾーンに排列された人工歯が沈下し、義歯床を顎舌骨筋線部に押し込んでしまう[4]。基本的に、スキーゾーンに排列された人工歯は咬合させない。

■ 矢状面観からみた顎堤（歯槽頂線）の傾斜が最も凹んだ部分を咀嚼中心とした臼歯部排列

矢状面観からみた顎堤（歯槽頂線）の傾斜が最も凹んだ部分を咀嚼中心とし、この部分の顎堤と平行関係になる咬合面を与えることで、顎堤に対し垂直力となる咀嚼圧が伝達され、義歯が滑る力を防止できる[5]。しかし、この顎堤の傾斜が最も凹んだ部分が左右側で位置や形態が異なる場合、顎堤に対して力がかかった場合に安定する部位が異なることを意味しているため、左右側臼歯部排列には注意が必要である。

■ パウンドラインを意識しながらニュートラルゾーンに配慮した人工歯排列

人工歯排列は、下顎法（上顎前歯部→下顎前歯部→下顎臼歯部→上顎臼歯部）を採用している。一般的に下顎人工歯排列で基準とされるのは、パウンドラインである。パウンドラインとは下顎犬歯近心隅角とレトロモラーパッドの舌側面を結んだ線をさし、下顎臼歯部舌側咬頭をパウンドラインより舌側に排列すると舌房が狭くなり、舌感不良や義歯不安定などが起こる[6]。

義歯の安定を図るために、人工歯排列が舌側に寄りすぎると、舌房を阻害する。また、舌運動に配慮するために、人工歯排列が頬側に寄りすぎると、義歯研磨面に粘膜が覆いかぶさるスペースを不足させる[7]。

以上より、パウンドラインを意識しながらニュートラルゾーン（機能時における頬・唇による内方への圧と舌に

よる外方への圧によって総義歯に加わる荷重が均衡化されると想定される領域[8]）に配慮した人工歯排列が望ましいと考える。

咬座印象前ロウ義歯の義歯床辺縁形態や床研磨面形態

咬座印象前ロウ義歯を製作するにあたり、咬合床辺縁やロウ堤が、口腔周囲筋やそれに連動した粘膜の動きを阻害しないニュートラルゾーンに位置するように調整を行う。

しかし、あくまでも咬座印象前ロウ義歯は、解剖学的印象で製作され、義歯床下粘膜の静態が反映されたものである。咬座印象（機能印象）を行うことにより、ロウ義歯床辺縁や床研磨面を中心に動態が反映される。

以上より、ロウ義歯床辺縁や床研磨面は、機能印象を阻害する形態であってはならない。過剰な口腔周囲筋やそれに連動した粘膜の動きがあり、ロウ義歯床辺縁形態と床研磨面形態が、ニュートラルゾーンに値しない場合、口腔周囲筋やそれに連動した粘膜の動きに配慮し、適合試験材を用いてFit・

Imp機能運動を行い、ロウ義歯をトリミングする（このとき、あらかじめロウ義歯の義歯床辺縁形態を短めに設定する必要はない）。義歯床辺縁形態は鋭利な形ではなく、丸みを帯びることにより義歯床下粘膜と辺縁封鎖するため[9]）、咬座印象では、適合試験材を用いてFit・Imp機能運動し、適合させたロウ義歯床辺縁形態に、ティッシュコンディショナーで少し丸みを帯びさせるイメージで修正を加えるようにする。

咬座印象前ロウ義歯の人工歯排列

【☞　P.74 ～ 76】

咬合採得の記録を踏まえて人工歯排列を行ったロウ義歯は、咬座印象（最終印象・機能印象）のトレー代わりとなるため、咬合と顎位に不正咬合や顎偏位がなく、安定した中心咬合位を付与させなくてはならない。ロウ義歯に不正咬合や顎偏位がある状態で咬座印象を行った場合、義歯床下粘膜に均一化しない咬合圧がかかった印象となり、義歯床粘膜面の適合不良などのエラー

を招く。そのため、咬座印象前のロウ義歯に不正咬合や顎偏位があった場合は、必ず咬合調整やリマウントを行い、咬合と顎位の是正を行ったうえで、咬座印象を行う。

7 咬座印象前に行うロウ義歯試適（臼歯部人工歯排列）

73

咬座印象前に行う排列チェック

1 ロウ義歯と顔貌の調和

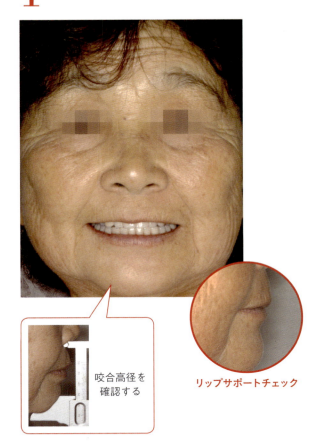

咬合高径を確認する

リップサポートチェック

2 咬合器上でみる 安定した中心咬合位 —スキーゾーンの人工歯排列に配慮する—

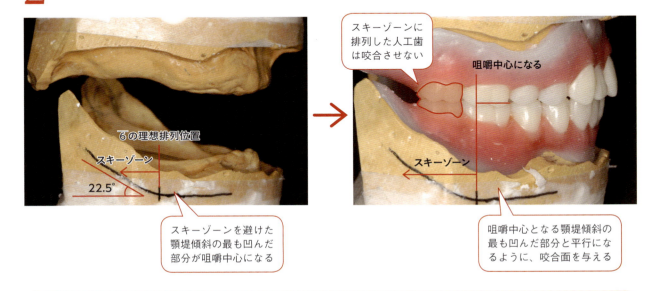

6の理想排列位置
スキーゾーン
22.5°

スキーゾーンを避けた顎堤傾斜の最も凹んだ部分が咀嚼中心になる

スキーゾーンに排列した人工歯は咬合させない

咀嚼中心になる

スキーゾーン

咀嚼中心となる顎堤傾斜の最も凹んだ部分と平行になるように、咬合面を与える

Point 左右側の顎堤傾斜の違い ⇨ 咬合力の負担域が異なる

スキーゾーンを除いた顎堤傾斜の最も凹んだ部位が、左右側で位置や形態が異なる場合、顎堤に対して力がかかったときに安定する部位が異なることを意味する。

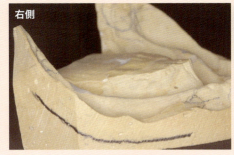右側 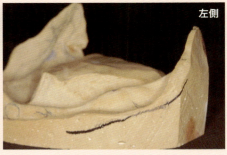左側

左右側の歯槽頂の高さにバラつきがあるため、咬合力の負担域が異なる

3 咬合器上でみる スムーズな偏心運動

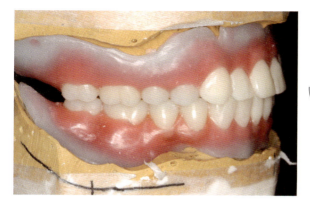

|7|6|5|4|3|
|7|6|5|4|3|

注 偏心運動時の人工歯の干渉は義歯を転覆させる。

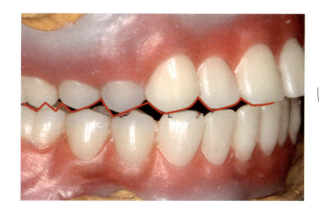

|7|6|5|4|3|
|7|6|5|4|3|

スムーズな偏心運動を確立するための犬歯調整ポイント

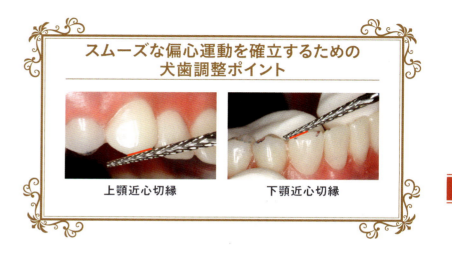

上顎近心切縁 　　下顎近心切縁

歯槽頂の形態を描記する プロフィールコンパス（市販のコンパスを改造）

矢状面観の作業用模型に歯槽頂の形態を描記するためのインスツルメント（市販のコンパスを改良したもの）。プロフィールコンパスを用いて歯槽頂を描記し、咬合平面に対して22.5°以上の角度をもつ範囲をスキーゾーンとする

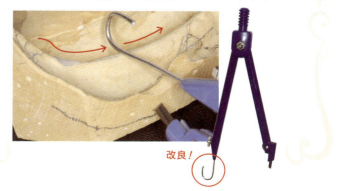

改良！

7　咬座印象前に行うロウ義歯試適（臼歯部人工歯排列）

4 咬合調整

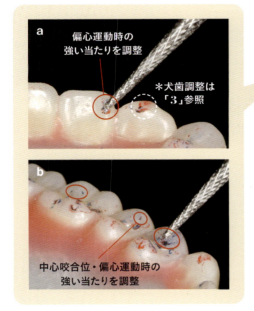

a 偏心運動時の強い当たりを調整
＊犬歯調整は「3」参照

b 中心咬合位・偏心運動時の強い当たりを調整

Before

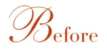
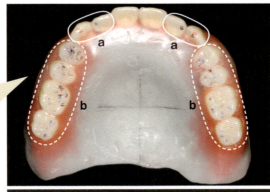
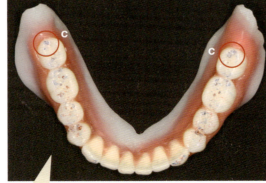
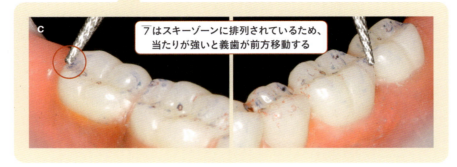

c 7̄はスキーゾーンに排列されているため、当たりが強いと義歯が前方移動する

After

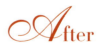
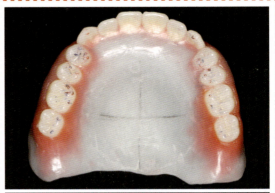
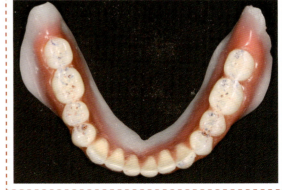

義歯調整の基本の"き"

1 前歯部の咬合確認

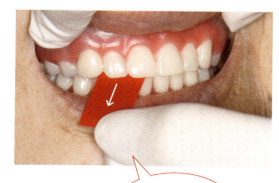

前歯咬合紙は、咬合させて抜ける状態にする

2 中心咬合位

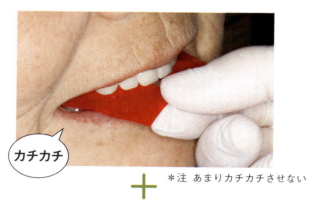

カチカチ

＊注 あまりカチカチさせない

＋

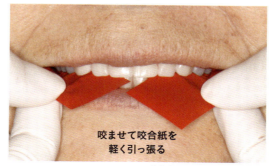

咬ませて咬合紙を軽く引っ張る

（咬合紙は両側同時使用）

3 偏心運動

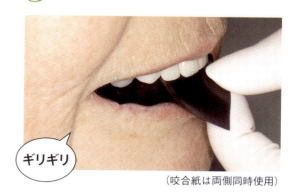

ギリギリ

（咬合紙は両側同時使用）

Point

上下顎の咬合状態を咬合紙（色素の抜け具合）と人工歯（色素付着状態）を加味したうえで、総合的に診断する。

2・3の咬合紙の抜け方

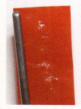 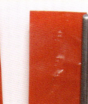 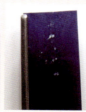 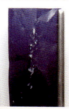

＋ 1・2・3の印記状態 ＝ **切削**

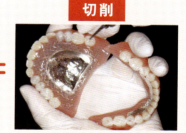

上下顎を見ながら切削する

7 咬座印象前に行うロウ義歯試適（臼歯部人工歯排列）

Chapter
7 参考文献

1）松下 寛, 杉山雅規：総義歯臨床の Hands-on. デンタルダイヤモンド社, 東京, 2013.

2）河相安彦：顎堤条件に基づく総義歯咬合様式の選択 フルバランスドオクルージョンかリンガライズドオクルージョンか 臨床試験のエビデンスからの判断. 補綴臨床, 46（5）：552-560, 2013.

3）市川哲雄, 北村清一郎：総義歯を用いた無歯顎治療. クインテッセンス出版, 東京, 2004.

4）堤 嵩詞, 平岡秀樹：総義歯患者の何でもないを求めて. 医歯薬出版, 東京, 2014.

5）相宮秀俊, 福田聖一, 堤 嵩詞：いま再考する Gerber 理論・テクニックの有効性 – 顎運動の緻密な観察、分析に基づく総義歯作製システムの理解と応用. 歯科技工, 39（12）, 2011.

6・8）日本補綴歯科学会：歯科補綴学専門用語集 第4版. 医歯薬出版, 東京, 2015

7）阿部二郎：総義歯難症例 誰もが知りたい臨床の真実. 医歯薬出版, 東京, 2013.

9）村岡秀明：若手歯科医のための臨床の技50 総義歯, デンタルダイヤモンド社, 東京, 2007.

咬座印象（機能印象）

Chapter 8

　本章で紹介する咬座印象（機能印象）では、人工歯排列と歯肉形成が施されたロウ義歯（概形印象［アルギン酸 2 回法印象］で採得した静的状態を反映して製作）をトレーとし、少量の流動性に優れた印象材（ティッシュコンディショナー）を用いることで、ロウ義歯床辺縁形態や床研磨面形態に、咬合床を用いた咬合圧印象では再現できない口腔周囲筋や連動する粘膜の動きを忠実に採得することができる。特に、硬化ポイントのない粘弾性体のティッシュコンディショナーを用いることで、印象面に反映させたい口腔周囲筋とそれに連動する粘膜の運動を、時間的余裕をもって行うことができる。
　本章では、ティッシュコンディショナーの特性を理解し、術者主導型印象（Fit・Imp 機能運動）と患者主導型印象（あいうえお印象法・会話印象法）を用いたティッシュコンディショナーを用いた咬座印象の手順を解説する。

概形印象（解剖学的印象）VS 最終印象（機能印象）

【☞ P.82〜90】

概形印象（義歯床形態の95％を決定）
＋ 最終印象（義歯床形態の5％を決定）
＝義歯床形態100％

概形印象を軽視してはいけない理由

　無歯顎の口腔粘膜は、可動粘膜と不動粘膜が混在する。口腔粘膜の性状もさまざまで、厚く弾力のある粘膜や、上皮下結合組織の少なく薄い萎縮した粘膜などがあり[1]、なかにはフラビーガムなどの粘膜異常もある。そして、これら口腔粘膜の被圧縮性も部位により大きく異なる。

　また、レトロモラーパッドのように閉開口時で形状を変化させる部位も存在する。このような口腔粘膜上で義歯安定を図るためには、総義歯の維持力（義歯に加わる脱離力に抵抗する力）と支持力（咬合力によって生じる義歯の沈下に抵抗する力）[2] を増加させることにほかならない。

　義歯の維持力増加を目的とした場合、①義歯床粘膜面と床下粘膜が密接するために義歯床粘膜が変形していない静的状態（⇒解剖学的印象）、②義歯床下粘膜が咬合圧等により変形した動的状態（⇒機能印象）、③辺縁封鎖のため義歯床辺縁形態に関与する口腔周囲筋や連動する粘膜の動きと圧力を反映した動的状態（⇒機能印象）が必要である[3]。しかし、これらの印象を一度で採得することは困難である。

　そのため、最終印象（本書では咬座印象）では、概形印象（本書ではアルギン酸2回法印象）で採得した静的状態を反映して製作された咬合床（ロウ義歯）を用いて動的印象を行う。咬座印象の場合、概形印象後に、咬座印象前準備工程として人工歯排列されたロウ義歯製作が不可欠になるため、概形印象と最終印象が切り離された工程と勘違いされてしまうが、概形印象の静的状態（解剖学的印象）と最終印象の動的状態（機能印象）を合わせて、"総義歯の印象"だと解釈すべきである[4]。

　つまり、概形印象（解剖学的印象）により、95％の義歯床形態の決定を目指し、最終印象（機能印象）により、追加5％の義歯床形態の決定を目指すように心がける。

シリコーン印象材 VS ティッシュコンディショナー
──ティッシュコンディショナーを印象材とする咬座印象の利点

【☞ P.90】

　一般的に、総義歯の印象採得に用いられる印象材は、アルギン酸印象材・シリコーン印象材・ティッシュコンディショナー・酸化亜鉛ユージノール印象材などがある。印象材が流動域から硬化するまでの間に、どのタイミングで、どのように、咬合圧や口腔周囲筋の受動的・能動的運動を印象面へ印記させるのかで、印象形態は変化する。

　印象材には粘弾性特性があり、粘弾性特性に配慮した印象採得法を選択すべきである。粘弾性特性として、シリコーン印象材やアルギン酸印象材は弾性体、ティッシュコンディショナーは粘弾性体に分類される（ティッシュコンディショナーによる機能印象は、短中期の粘弾性を利用した咬座印象と長中期のゴム弾性を利用したダイナミック印象などがあり、混同しないように注意が必要である）。

　一度硬化した弾性体は、硬化後に圧力を加えても元の形に戻ろうとするが、

粘弾性体は、圧力を加えても変形を残しながら元の形に戻ろうとする。つまり、ティッシュコンディショナーを用いた機能印象は、粘弾性体の特性を活かし、咬合圧や口腔周囲筋とそれに連動する粘膜の動きを取り込んだ機能的な印象を実現することができる。

言い換えれば、シリコーン印象材やアルギン酸印象材は、硬化ポイントまでに印象面に反映させたい口腔周囲筋とそれに連動する粘膜の運動を行い、一方、ティッシュコンディショナーは、硬化ポイントがないため、印象面に反映させたい口腔周囲筋とそれに連動する粘膜の運動（患者主導型／術者主導型）を、時間的余裕をもって行うことができる[5]。

咬座印象（機能印象）にティッシュコンディショナーを用いる最大の理由は、ティッシュコンディショナーの硬化が化学反応ではなく、ポリマーの膨潤による物理的変化であるからである。ティッシュコンディショナーは、印象状況に応じて粉液比を変えても印象精度に変化はなく、また、印象の修正（印象失敗部位の補塡）ができる[6]。

ティッシュコンディショナーの基本性状

【☞　P.84、85】

ティッシュコンディショナーとは、メタクリレート系樹脂（ポリマー）を可塑剤とアルコールで可塑化したアクリル系の裏装材である[7]。各種ティッシュコンディショナーの構成成分は変わらないが、メーカーにより粉末ポリマーの種類・分子量・粒子径、可塑剤の種類、溶液に含まれるエチルアルコール含有量などが異なる。この化学組成および構造的因子の違いが、各種ティッシュコンディショナーのゲル化挙動と粘弾性特性に依存する[8]ため、機能印象材として適したティッシュコンディショナーを選択したい。

機能印象としてのティッシュコンディショナーは、初期においては流動性が高く、印象撤去時では流動性が減少することが適切な性質と考えられている[9]。

ティッシュコンディショナー咬座印象で用いる患者主導型・術者主導型の機能運動

【☞　P.86、87、89】

・Fit・Imp 機能運動（詳しくは P.44 参照）

・あいうえお印象法

機能印象時、患者に"あ"から"ん"まで「あいうえおかきくけこ……」と大げさに口を動かして発音させることで、義歯床辺縁形態および床研磨面形態に口腔周囲筋とそれに連動する粘膜の動きを反映させる。

・会話印象法

機能印象時、患者と自然に会話することにより、義歯床辺縁形態および床研磨面形態に口腔周囲筋とそれに連動する粘膜の動きを反映させる。

8

咬座印象（機能印象）

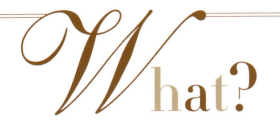

絶対的咬合の安定が条件
ティッシュコンディショナーを用いた咬座印象

機能印象 ○
加圧印象 ○
閉口印象 ○

ロウ義歯 × ティッシュコンディショナー

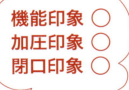
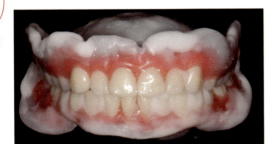
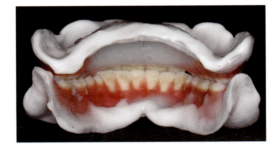

松風ティッシュコンディショナーⅡ（硬い）

1次印象 床辺縁のみ

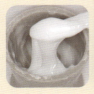
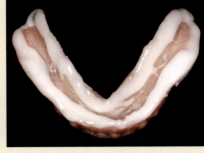

餅状化していることを確認
約5分後 口腔外撤去

2次印象 床全体へ

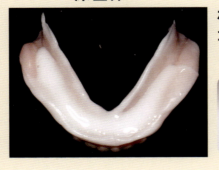

松風ティッシュコンディショナーⅡ（液状）

粘弾性体に変化
15〜20分後 口腔外撤去

ティッシュコンディショナーによる咬座印象（機能印象）手順

1〜9が上顎、10〜19が下顎

1次印象は義歯床辺縁にのせてもダレない硬さのティッシュコンディショナー（混液比：液＝粉2.4g［2目盛り］：液1.3mL）とし（1〜3、10〜13）、義歯床辺縁に対しFit・Imp機能運動を行う（4、14）。ティッシュコンディショナーが口腔外で餅状化していることを確認後、撤去（約5分）する（5、15）。2次印象はウォッシュ印象を目的としているため、ティッシュコンディショナー（混液比：液＝粉2.4g［2目盛り］：液2.3mL）とし（6、7、16、17）、義歯床辺縁と義歯床粘膜面に対してFit・Imp機能運動（8、18）後、あいうえお印象法および会話印象法を行う。15〜20分後に口腔外へ撤去する（9、19）。

Not Good!

ティッシュコンディショナーをむやみにてんこ盛りにすると咬合高径が上昇してしまう。

8 咬座印象（機能印象）

松風ティッシュコンディショナーⅡだからいえる
ティッシュコンディショナーの特徴

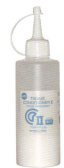

1
15〜20分間の
時間的余裕のある印象時間

**流動域は混和後15分。
口腔外撤去は約15〜20分後**

2
粉液比による
寸法変化はほぼ変わらない

**◎物理的変化
×化学反応**

3
ティッシュコンディショナーが
粘弾性体になっていれば、
外力を加えないかぎり
変形しない。
石膏は印象撤去後
1時間以上経ってから注ぐ

4
咬座印象後の
ティッシュコンディショナーは
水に浸しても変形は
0％に等しい

松風ティッシュコンディショナーⅡを選択する理由

（注：各メーカーで印象時間などが異なる）

- ゲル化時間が適度であるため、機能印象材として操作性がよい。また、ゲル化・硬化後の弾性変化が少なく、表層に弾力と滑沢性を有するため、石膏を注ぐ際に表面荒れが少ないと感じる（ティッシュコンディショナー印象を行ってまもなく石膏を注ぐと、石膏の外圧により変形を起こす。表面性状変化が安定し、粘度が一定になるには最低1時間待つ）。

- 粘弾性試験（クリープ回復試験：5分間荷重を加え、その後応力を開放して15分間歪み回復させる）の結果より、粉液混和後、流動域は15分となる。つまり、流動域である時間を避けて印象撤去するためには、15分以上機能印象を行うべきである。15分以内に印象撤去すると、印象が変形しやすい。ただし、印象が粘弾性体としての性質を発揮していれば、外力を加えないかぎり、ほとんど変形しない。

- 一般的なティッシュコンディショナーは、粉液混和後、可塑剤とエチルアルコールがポリマーに浸潤し、ポリマーの膨潤による固化を起こす。つまり、ティッ

■ 弾性体

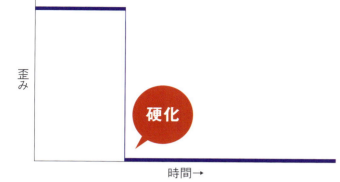

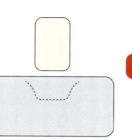

圧力を開放したとき
もとの形に戻る
シリコーン印象材

■ 粘弾性体

圧力を開放したとき
ある程度変形する
ティッシュコンディショナー

> **Point** ティッシュコンディショナーの輸送方法の一例

ジップロックコンテナに水を張り、義歯床粘膜面を上にして入れる。水に浸かっても問題ない。

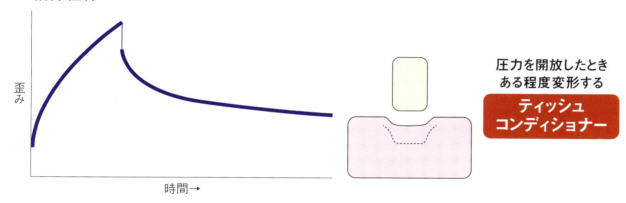

Not Good!

義歯床粘膜面を下にすると、変形する!!
必ず印象面を上に！

ティッシュコンディショナー用セパレーター
松風ティッシュコンディショナープライマー（松風）

ティッシュコンディショナーからリベース材へ置換するなど、義歯床辺縁部や床粘膜面に裏装されたティッシュコンディショナーの除去を前提に用いられる。塗布することにより、義歯床からティッシュコンディショナーを容易に除去できる

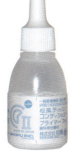

- シュコンディショナーは重合などの化学反応ではなく、物理的変化である。そのため、粉液比による寸法変化はほぼ変わらない。
- ティッシュコンディショナー（粘弾性体）はシリコーン印象材（弾性体）のように硬化せず、硬化ポイントがない。そのため、時間にとらわれず、術者主導型・患者主導型の機能印象を十分に行える。
- 水の中に入れた場合の安定性（可塑剤の溶出度）は、5日間でも5ppm（1％＝1/1,000ppm）と非常に少ない。そのため、印象採得後、水に浸けても問題ない。

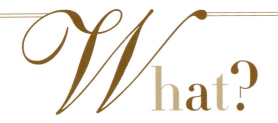

術者主導型機能印象
Fit・Imp機能運動

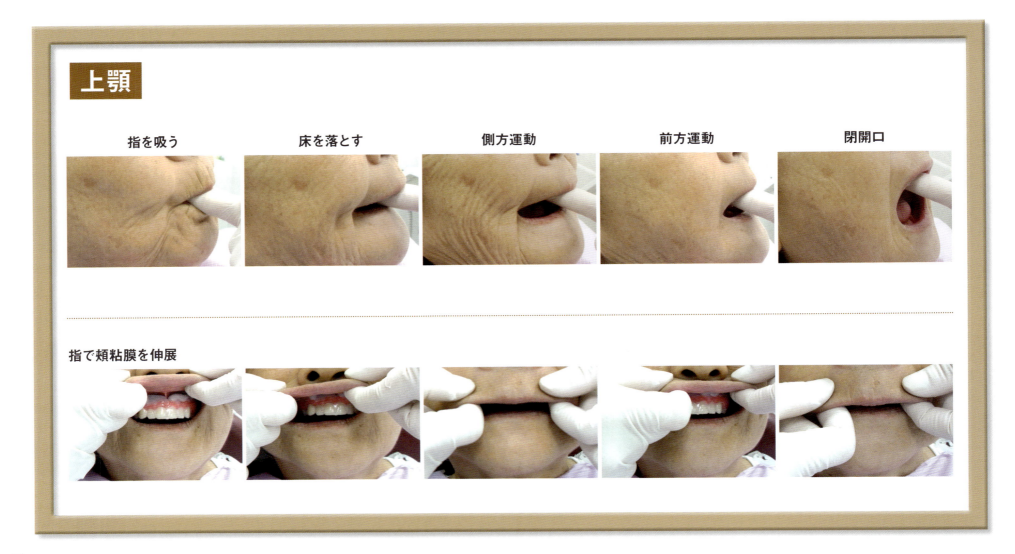

下顎

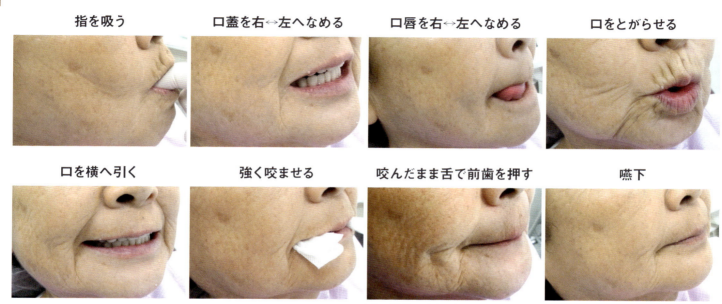

指を吸う　口蓋を右⇔左へなめる　口唇を右⇔左へなめる　口をとがらせる

口を横へ引く　強く咬ませる　咬んだまま舌で前歯を押す　嚥下

※咬合・顎位の確認ができているため、咬ませる運動を取り入れることができる

指で頬粘膜を伸展

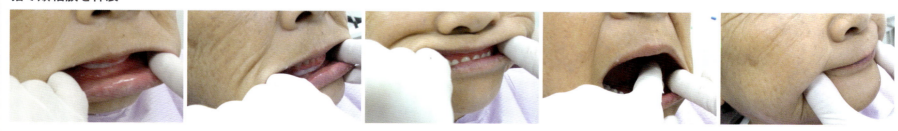

8　咬座印象（機能印象）

咬座印象後に行う印象チェックポイント

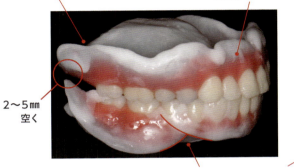

- 側頭筋付着部の窪み
- リップサポートが反映されている
- 2～5mm空く
- 小帯を押さえつけるように見えるスペース

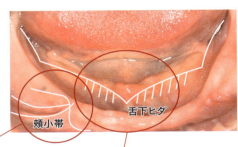

- 頰小帯
- 舌下ヒダ

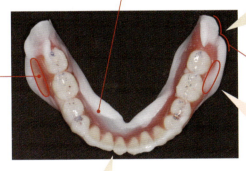

- 頰筋とそれに連動する粘膜が研磨面にのる
- 咬筋切痕が出ている

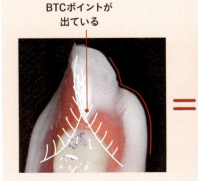

- 閉口印象で印象採得しており、レトロモラーパッドは2/3から全部近く覆う
- 染谷のスジを強調
- 舌側のスジを強調

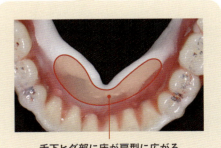

舌下ヒダ部に床が扇型に広がる

Point 咬座印象面に形成されたBTCポイント ＝義歯の接触型封鎖の確立

レトロモラーパッド上における頰粘膜と舌の脇腹により、義歯の接触型封鎖をする接触部をBTCポイントと呼ぶ[10]。

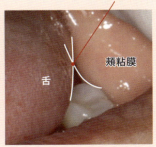

- BTCポイントが出ている
- BTCポイント
- 舌
- 頰粘膜

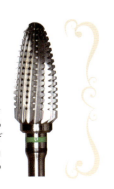

ティッシュコンディショナー調整専用カーバイドバー キャプチャーカーバHP CC7（松風）

同型のカーバイドバーと比較し、刃の間隔を広げることで、ティッシュコンディショナーを切削する際の発熱を防ぎ、切削効率を上げている。ティッシュコンディショナーを切削する際は低速で用いる

88

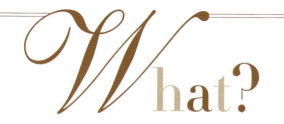

患者主導型機能印象
あいうえお印象法・会話印象法

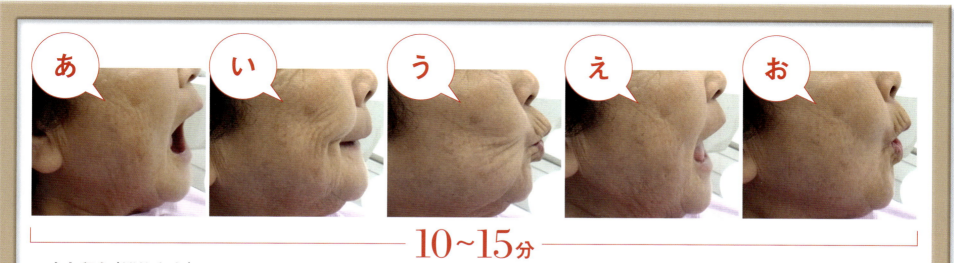

咬座印象（機能印象）は
ティッシュコンディショナーが**粘性から粘弾性になる混和後15〜20分**で行う
（機能印象を口腔内から撤去するのに可能な時間）

あいうえお印象法
「あいうえお……わいうえを」
大げさに口を動かし発音

＋

会話印象法
患者と自然に会話

Fit・Imp機能運動を用いた機能印象 **5分** ＋ あいうえお印象法 **3分** ＋ 会話印象法 **10分以上** ≧ **15分**

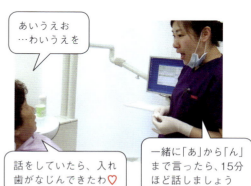

あいうえお…わいうえを

話をしていたら、入れ歯がなじんできたわ♡

一緒に「あ」から「ん」まで言ったら、15分ほど話しましょう

8 咬座印象（機能印象）

89

印象材が違えば採り方は異なる

シリコーン印象 VS ティッシュコンディショナー印象

シリコーン印象材 （弾性体） VS ティッシュコンディショナー （粘弾性体）

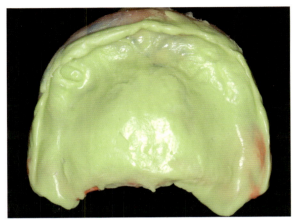

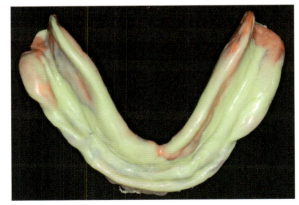

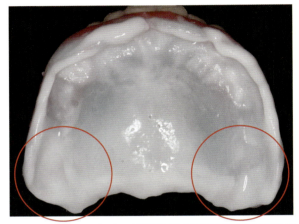

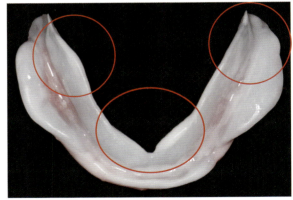

硬化機構
- 化学反応により完全硬化
- 物理的性状変化により硬化ポイントがない

印象時間
- 5〜6分間で完全硬化
- 最短で流動域から粘弾性になる15〜20分。粘弾性からゴム弾性になるまで持続的に印象可能

特徴
- 硬化後の動的印象採得は不可能
- 積層印象が可能

注 粘弾性特性が異なり、硬化時間も異なる → 印象採得方法が異なる

おすすめのティッシュコンディショナー

デンチャーソフト Ex（亀水化学工業）

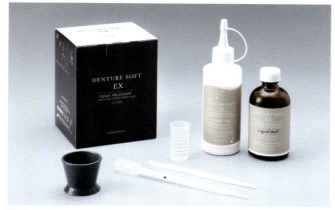

弾性が長期にわたって持続するため、緩圧を理由に顎堤粘膜に疼痛がある症例に対し使用できる。通法で製作した義歯床の硬さに対応ができず疼痛を訴える症例に、ぜひ使用してもらいたい

ティッシュコンディショナー フレクトン（ニッシン・モリタ）

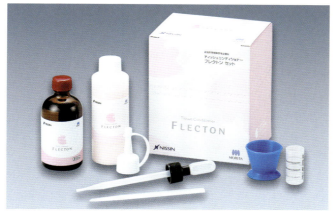

剝がせるティッシュコンディショナー。抜歯後に装着する即時義歯の粘膜調整や粘膜裏装で、ティッシュコンディショナーを切削・削除することなく、簡便に剝がして交換できる

ティッシュコン ピンク（亀水化学工業・ヨシダ）

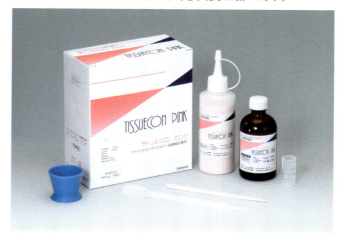

松風ティッシュコンディショナーⅡ（松風）

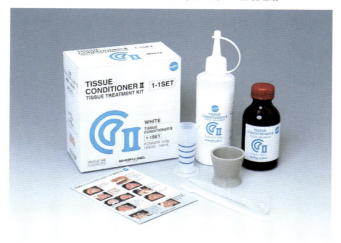

筆者は、咬座印象のボーダーモールディング用に弾性があるティッシュコンピンクを使用し、ウォッシュ用にティッシュコンディショナーⅡを使用している。2種類の特性の違うティッシュコンディショナーを使い分けることで、ティッシュコンディショナーを用いた機能印象を簡便に行うことができる

Chapter 8 参考文献

1）山縣健佑，黒岩昭弘：図説無歯顎補綴学─理論から装着後の問題解決まで─. 学建書院，東京，2006.
2）日本補綴歯科学会：歯科補綴学専門用語集第4版. 医歯薬出版，東京，2015.
3）山縣健佑，黒岩昭弘：図説無歯顎補綴学─理論から装着後の問題解決まで─. 学建書院，東京，2006.
4・5・6）前畑 香：落第点をとらない総義歯治療〜基本的な印象を考える〜. デンタルダイヤモンド，11：2013.
7・8・9）濱田泰三：ティッシュコンディショナー. デンタルダイヤモンド社，東京，2007：38.
10）阿部二郎：下顎全部床義歯の吸着を達成する臨床義歯製作─レトロモラーパッド部周囲における後縁封鎖の向上─. 日補綴会誌 Ann Jpn Prosthodont Soc，3：220-230，2011.

Chapter 9

咬座印象後に行う
ロウ義歯試適

咬座印象後のロウ義歯の形態は、概形印象の静的状態（解剖学的印象）と最終印象の動的状態（機能印象）を合わせた義歯の最終形態である。いい換えれば、咬座印象後のロウ義歯の形態は、咬座印象で採得された印象形態と同一でなければならない。咬座印象で採得された印象形態から逸脱して過剰な歯肉形成を行った場合、口腔周囲筋とそれに連動する粘膜の動きを阻害し、義歯の動揺を招くことがある。

本章では、咬座印象前に行うロウ義歯試適の内容と同様、ロウ義歯の咬合と適合状態の確認および調整を行い、人工歯の早期接触部に対する調整法に触れたい。

最終印象としての咬座印象（機能印象・加圧印象・閉口印象：図１）で得られた形態の意義

【☞ P.96】

　咬座印象とは、機能印象（義歯機能時に義歯床粘膜に咬合圧をできるだけ均等に負担させるために、被圧変位量に応じた力で加圧し、さらに顎堤周囲可動組織の動的状態をも記録することを目的とした印象）や、加圧印象（義歯に咬合圧が加わった場合、義歯床で圧迫されて変形する顎粘膜面の動態を想定して印象時に圧を加えて記録した印象）などと同義の印象である（咬座印象と咬合圧印象は、咬合圧をかけた印象採得には変わりないが、咬座印象は人工歯が排列されたロウ義歯を使用し、咬合圧印象は咬合床を使用するため、厳密には意味が異なる）[1]。

　咬座印象が個人トレーを用いた最終印象にはできない内容がある。それは咬座印象に閉口印象も加味されていることである。咬合や嚥下などにおいて、口腔周囲筋や、それに連動する粘膜の運動が発揮されるのは閉口時である。

　閉口印象によって、機能時の義歯床辺縁形態をより確実に採得することができる。特に下顎総義歯の維持に必要なレトロモラーパッドの遠心部は、開口時に翼突下顎ヒダの動きに引っ張られて上方に移動するため、開口時と閉口時では形態が異なる[2]。

　義歯床後縁をレトロモラーパッドのどこに設定するのかにもよるが、開口印象で採得されたレトロモラーパッドを全部覆う床後縁に設定した義歯では、閉口時にレトロモラーパッドの形態が変化し、適合しにくくなる[3]。閉開口運動に影響するレトロモラーパッド部の義歯床辺縁の設定は、最終印象を開口印象にしたのか、閉口印象にしたのかを考慮したうえで、レトロモラーパッド1/2以上から全部までの範囲で考えるべきである。完全なる閉口印象ができる場合、筆者はレトロモラーパッド部の義歯床辺縁の設定は全部覆うように努めている。

　咬座印象では、人工歯排列と歯肉形成が施されたロウ義歯（概形印象［アルギン酸２回法印象］で採得した静的状態を反映して製作）をトレーとし、少量の流動性の優れた印象材（本書ではティッシュコンディショナー）を用いることによって、咬合床を用いた咬合圧印象には再現できない口腔周囲筋や連動する粘膜の動きを、ロウ義歯床頬側研磨面に忠実に印記することができる。

　結果として、義歯床粘膜面と床下粘膜が咬合圧などにより変形した動的状態と、辺縁封鎖のため義歯床辺縁形態に関与する口腔周囲筋やそれに連動する粘膜の動きと圧力を反映した動的状態を獲得することができ、最終印象（機能印象）の目的を果たすことができる。

顎位の確認

【☞ P.98】

　顎位の確認時は、顎関節の位置確認を行いながら、いきなり上下顎義歯を咬合させるのではなく、ゆっくり上下顎義歯を合わせる。顎位がズレている上下顎義歯を、いきなり咬合させた場合、義歯が咬合のズレに従って動いてしまう[4]。そのため、ゆっくり上下顎義歯を合わせた際に抽出された早期接触部位に、咬合紙を咬ませて引き抜くようにし、削合部位を印記させる。

成書で綴られている基本的な総義歯の最終印象
（個人トレー＋コンパウンドによる筋圧形成＋印象材）を行わない理由

　成書で綴られている基本的な総義歯製作の最終印象とは、解剖学的印象から製作した個人トレーに熱可塑性コンパウンドを用いた筋圧形成を行い、印象材（主にシリコーン印象材）で最終印象を行ったものである。特に最終印象前に行う筋圧形成は、口腔周囲筋やそれに連動する粘膜の動きに対し、熱可塑性コンパウンドで義歯床辺縁形成をしたもので、義歯床辺縁封鎖を獲得することを目的とする。

　ところが、熱可塑性コンパウンドの扱いは熟練を要するため、誰もが簡便にこの材料で筋圧形成できるわけではないと考える（筆者は卒業以来、コンパウンドの扱いが苦手である。総義歯が大嫌いであった理由の一つに、熱可塑性コンパウンドの熱をコントロールをしながら、限られた硬化時間のなかで、部位ごとに義歯床辺縁形成を行う煩わしさがあった）。

　個人トレーに熱可塑性のコンパウンドを用いた筋圧形成を行い、印象材で最終印象する工程と匹敵する治療内容が、ロウ義歯にティッシュコンディショナーを用いて最終印象とした咬座印象である。コンパウンドにしてもティッシュコンディショナーにしても、その材料特性を理解し、使い慣れた方法で印象採得することが重要である。

使用目的による分類 ： 概形印象
　　　　　　　　　　　　最終印象・精密印象
印象目的による分類 ： 解剖学的印象
　　　　　　　　　　　　機能印象
　　　　　　　　　　　　咬合圧印象
　　　　　　　　　　　　咬座印象
　　　　　　　　　　　　ダイナミック印象
印象圧による分類　 ： 無圧印象
　　　　　　　　　　　　加圧印象 ──────── 手圧印象
　　　　　　　　　　　　選択的加圧印象 ──── 咬合圧印象
その他　　　　　　 ： 開口印象
　　　　　　　　　　　　閉口印象＊

図❶　印象採得法の分類[5]
＊予備印象は開口印象に分類されるが、限りなく閉口印象が望ましい

ロウ義歯の基本形態

ロウ義歯の形態＝咬座印象の印象形態

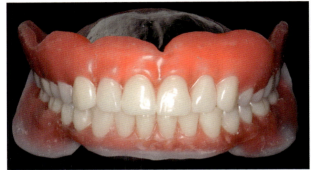
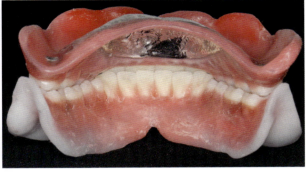

＝

注 Denture Borderの形態を大きく変えて歯肉形成すると、咬座印象の目的が台なしに……。

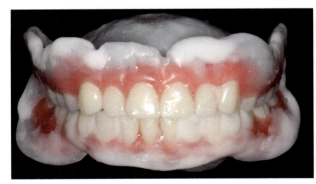
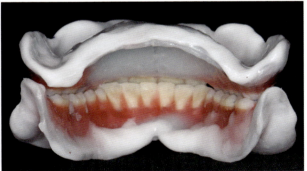

> **Point** 上顎金属床の基本形態
> ### 上顎後縁部レジンタッチのススメ
>
> 上顎義歯が万一適合不良になった場合、口蓋後縁封鎖域がレジンタッチであれば、レジンを添加して圧接することで、吸着を戻せる。

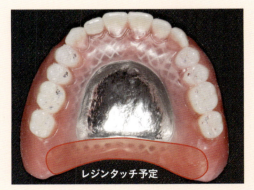

レジンタッチ予定

メタルの厚みもチェックする

最終試適

1 床辺縁形態・床研磨面の微調整

1 染谷のスジ・舌側のスジのスペースを作る

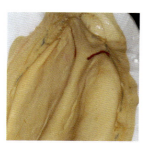
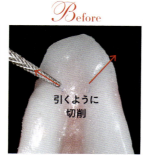

引くように切削

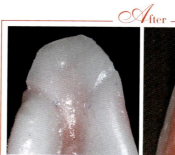

床粘膜面にスジの入るスペースを作り、スジの動きを逃がす

2 舌下部の形態修正

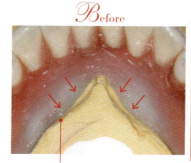

舌下ヒダ部での床面積を広げ、維持・安定させたい

舌小帯を意識しすぎないで埋める。舌小帯の動きに対する調整は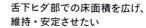調整のため、後でもできる

3 舌の入る下顎舌側の床研磨面をお椀型形態にする

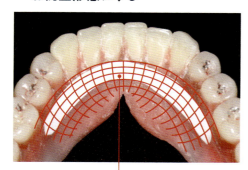

舌が入るように、下顎舌側の床研磨面はお椀型をイメージして、ワックスを削る
（金属板の貼り付けをイメージして、紙を貼り付けた）

4 前歯舌側結節を切削して、違和感をなくす

意外と患者は違和感を訴える

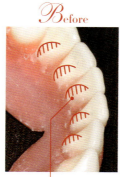
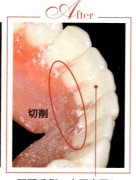

切削

舌尖で触ると、前歯舌側結節は意外と出っ張っているように感じる

下顎舌側の床研磨面と人工歯形態が連続するような形態になっている

5 太い頬小帯は ∧ ではなく 入 の形にする

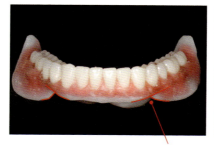
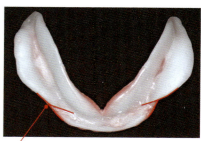

前方部から押さえているような形態に見えるが、床粘膜面から見ると、小帯の走行に沿って、スペースが作ってある

2 早期接触部の調整から始まる咬合調整
早期接触チェック→中心咬合位チェック→偏心運動チェック

1 早期接触部を目でチェック。急に咬ませず、上下顎をそっと合わせる

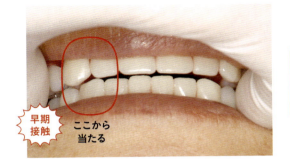

早期接触 ここから当たる

― 初めて咬合確認する義歯装着患者への指示 ―

「そっとゆ〜っくり合わせてください」　「カチンと咬んでください」

2 早期接触部を手指感覚でチェック。早期接触したところからゆっくりと合わせ、ズレて中心咬合位に入る感覚を指で感じ取る

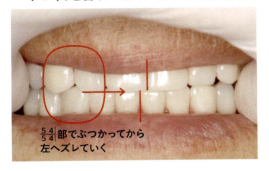

$\frac{5\,4}{5\,4}$部でぶつかってから左へズレていく

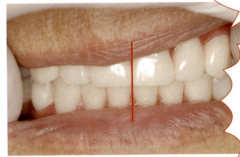

早期接触があるのに、見かけ上、正しい咬合状態に見えてしまう

Not Good!
いきなり咬ませると早期接触部がわからない!!
ゆっくりと閉口させて、早期接触を調べる。

3 早期接触部を咬合紙でチェック

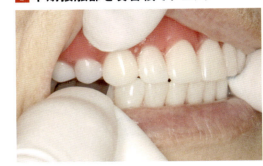

Point ゆっくり上下顎を合わせたとき早期接触しない咬合状態

何回も上下顎をそっと合わせても、ズレることはない。

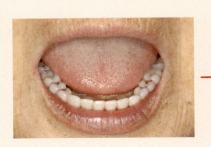 → 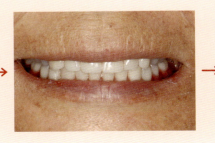 → 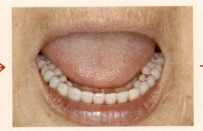 →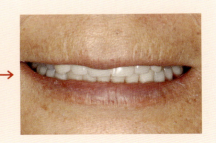

4 早期接触部を咬合調整 →(OKなら) 全顎咬合チェック

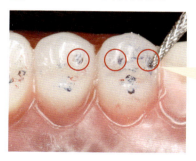

$\frac{5\ 4}{5\ 4}$ の早期接触の原因

$\overline{5\ 4}|$頬側咬頭内斜面に$\overline{5\ 4}|$咬頭が先に当たる。そのため、転開角を緩やかにする。上顎舌側咬頭（機能咬頭）は、可能なかぎり調整しない。

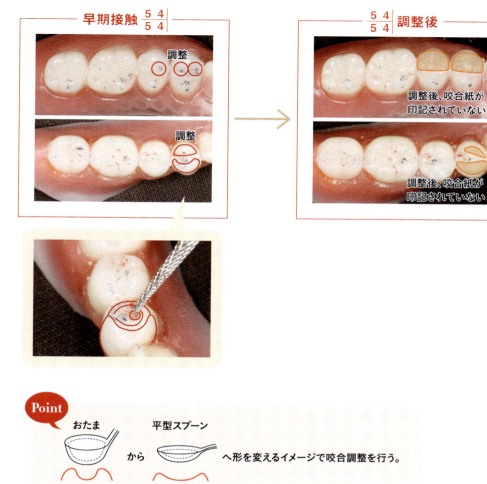

早期接触 $\frac{5\ 4}{5\ 4}$ ／ $\frac{5\ 4}{5\ 4}$ 調整後 ／ 全体的に咬合確認

調整後、咬合紙が印記されていない

Point　おたま から 平型スプーン へ形を変えるイメージで咬合調整を行う。

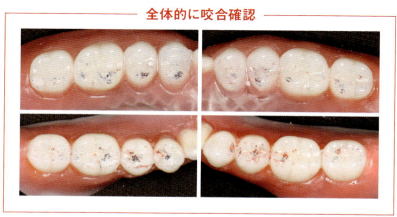

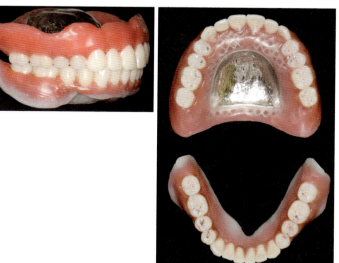

9　咬座印象後に行うロウ義歯試適

Chapter 9 参考文献

1）日本補綴歯科学会：歯科補綴学専門用語集 第4版. 医歯薬出版，東京，2015.
2）鈴木哲也：よい義歯だめな義歯 鈴木哲也のコンプリートデンチャーの17のルール. クインテッセンス出版，東京，2011.
3）佐藤勝史：What is suction Denture?. デンタルダイヤモンド社，東京，2014.
4）松下 寛，杉山雅規：総義歯臨床の Hands-on. デンタルダイヤモンド社，東京，2013.
5）山縣健佑，黒岩昭弘：図説無歯顎補綴学－理論から装着後の問題解決まで－. 学建書院，東京，2004.

Chapter
10

最終義歯セット

　新たに最終義歯をセットすると、約2週間かけてセトリングが起こるため、最終義歯の咬合と適合は相互的に診断する必要がある。とくに、最終義歯セット後、間もなくして起こりうる義歯性疼痛や義歯性潰瘍などの原因が、咬合か適合かを十分に診断し、見極めた調整を行わなければ、むやみな義歯調整を繰り返すことになりかねない。

　ところで、最終義歯セットにあたり、必ず行わなければならないことがある。それは、患者への食事指導である。新しい義歯を装着した喜びで、患者は舞い上がっていることが多い。新しい義歯だからこそ、咬合と適合の調整が必要であり、食物や食べ方の様子を見るなどの"総義歯のならし運転"が重要であることを患者に説明するべきである。

　本章では、最終義歯セット当日から2週間までの咬合と適合状態を比較検討する。

最終義歯セット当日から2週間後の適合状態の比較

【☞　P.106、107】

　最終義歯セットから最低2週間は、義歯床咬合状態と適合状態の経過を追う。なぜなら、新しく義歯をセット後2週間でセトリングが起こるためである。セトリングとは、義歯の収まり現象をさし、新しく義歯をセットしてから印象時の床下粘膜面に安定するまで、機能圧が加わるとさらに沈下する[1]。床下粘膜面が安定するまであきらかに調整が必要な箇所を除き、大きな調整は避けるべきだと考える。

最終義歯セット当日から2週間後の咬合状態の比較

【☞　P.108】

　臼歯人工歯は、顎関節形態や顎堤形態を考慮した形態を選択する。しかし、人工歯咬頭傾斜角が顎関節形態や顎堤の形態に調和することができない場合、患者はサンドイッチのレタスや小松菜のお浸しのような、繊維質の食感の食物を噛み切れないと訴えることがある。この場合、さらに人工歯咬頭傾斜角を緩やかにし、顎関節形態や顎堤形態に調和した調整が必要となる。

食事指導とテストフードの必要性（図1）

食事指導

　最終義歯セットにあたり、患者の食事指導を必ず行う。新しい義歯を装着した喜びで、患者は舞い上がっていることが多く、すぐに何でも食べれると誤解している場合がある。新しい義歯だからこそ、セット後に咬合と床適合の調整が必要であり、痛みを伴う可能性があることや、食物や食べ方の様子をみる"総義歯のならし運転"が必要なことを患者へ説明する。

　一般的にご飯、魚の煮つけ、煮物、刺身、薄切り肉の炒め物などの咀嚼圧があまりかからず、咀嚼回数をそれほど必要としない食物から摂取することを勧める。食物には、りんごやせんべいのように、噛み始めは硬く、噛んでいるうちに軟らかく砕かれ、嚥下するまでに食感が変化する破断性食感の食物と、グミのように噛み始めてから嚥下するまでに、小さく砕かれても、食感が変化しない粘弾性食感の食物がある。

咀嚼圧（側方圧）・咀嚼回数がかかる食物（グミ・タコ・イカ・スルメなど）の摂取は、"総義歯のならし運転"が終わり、痛みもなく慣れてきたら、少しずつ食べ始めていくことも説明する。

　患者には最終義歯セット当日から2～3日以内に来院するように伝え、最終義歯の咬合と適合状態を確認すると同時に、何を食べたか問診し、食事指導を再度行うべきかを判断する。

テストフード

　無口蓋義歯を除く総義歯装着者の場合、口蓋が義歯により覆われているので、口蓋粘膜の感覚に乏しい。そのため、注意を払わないと一口に頬張る量が多くなる。誤嚥を防ぐ目的からも、適切な食べ方を指導するために、治療の一貫として食べている様子を観察することが必要である。その際、食事の食べ方や摂取時の一口量だけではなく、食事中の咬合痛や嚥下の確認を行う。

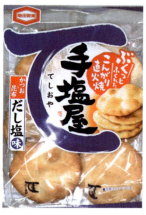
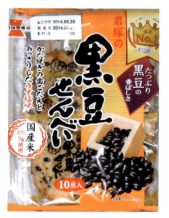
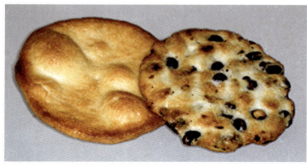

図❶ テストフードの例。食べているときに、痛みがないか確認する。とくに、総義歯装着者は感覚が乏しいので、一口量が適切かに注意する

10 最終義歯セット

最終義歯
セット

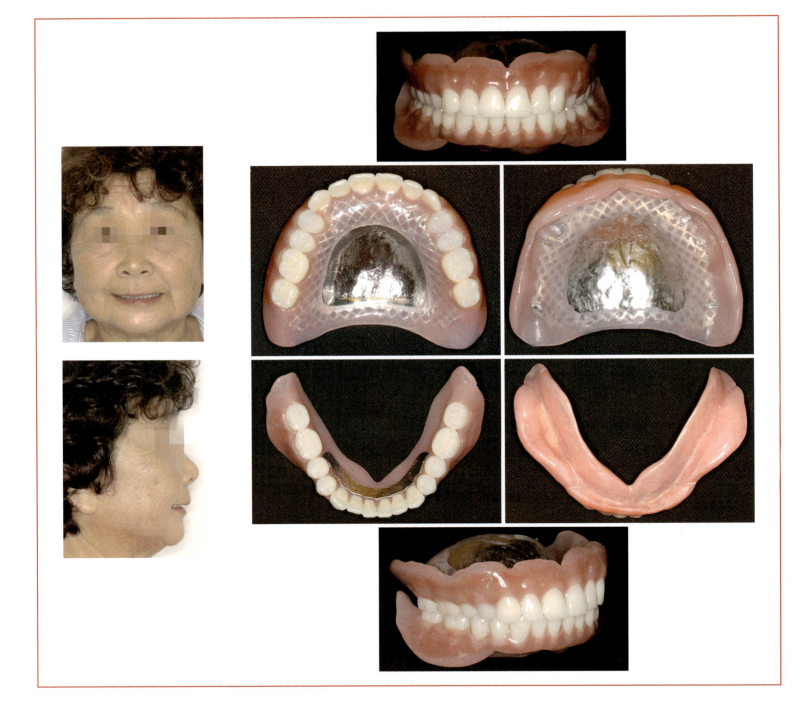

最終義歯セット
必要最低限のチェックポイント

ニュートラルゾーンに配慮した義歯床形態

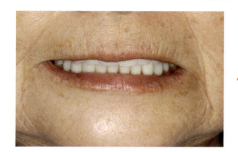 →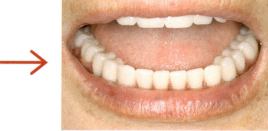

開口時に、義歯が安定している

安定した中心咬合位

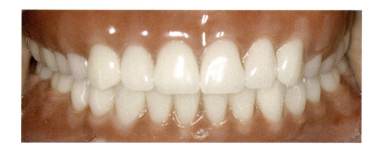

スムーズな偏心運動

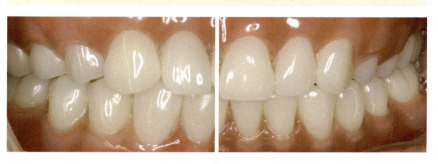

↓

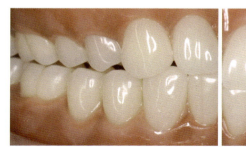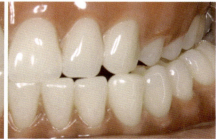

偏心運動時に義歯が安定している

最終義歯セット当日に行う
義歯調整ポイント 床適合調整編

手順1

義歯床辺縁・床研磨面形態（大まかな床粘膜面）の適合チェック

シリコーン系適合試験材を用いて、Fit・Imp機能運動（咬ませる運動は除く）

↓

手順2

義歯床粘膜面の適合チェック

ペースト系適合試験材を用いて、手指圧でフィットさせる

手順1・2が
OKなら……

↓

手順3

咬合調整

1 義歯床辺縁・床研磨面形態の適合チェック
（大まかな床粘膜面の適合チェックも含む）

シリコーン系適合試験材 × Fit・Imp機能運動（咬ませる運動は除く）

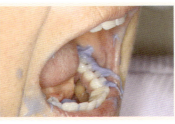
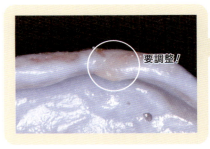
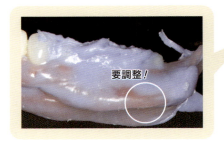
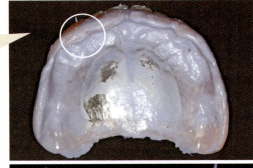
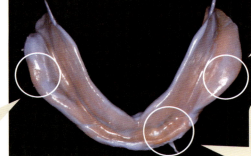
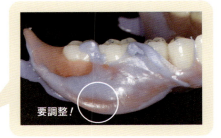
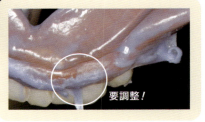

要調整！

2 義歯床粘膜面の適合チェック

 ペースト系適合試験材 × 手指圧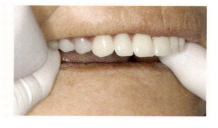

Not Good!

上下顎を咬合させて、フィットチェックを行わない！　ニュートラルゾーンに配慮されているか（義歯床辺縁や床研磨面形態、また口腔周囲筋やそれに連動する粘膜が均衡しているか）を確認することを目的とし、咬合圧を排除してチェックする。

手順2　調整前（手順1　調整済）

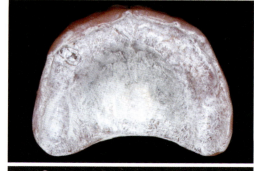
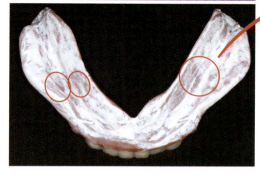

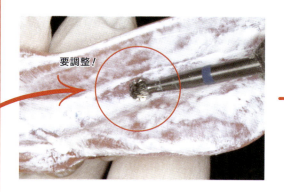
要調整！

床適合調整後

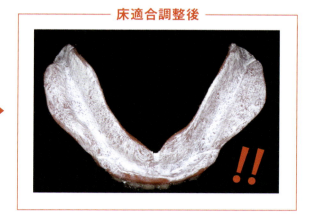
‼

10　最終義歯セット

最終義歯セット当日に行う
義歯調整ポイント 咬合調整編

1 早期接触部の咬合確認

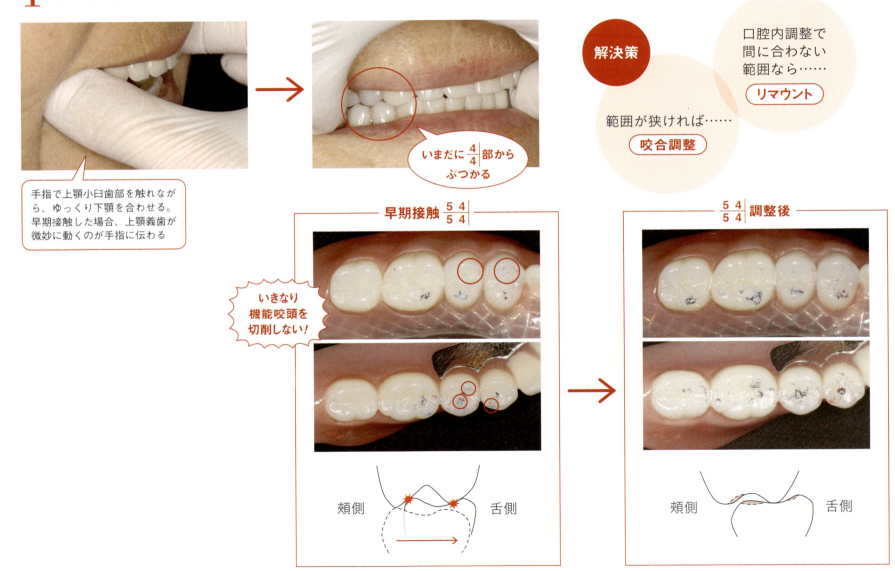

2 全顎の咬合調整（早期接触部の削合後に行う）

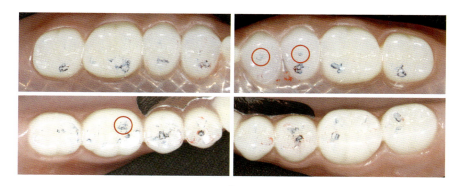

微調整

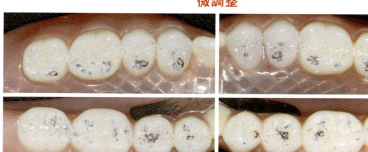

 Point 口腔外で咬合チェック

上下顎義歯を咬合させ、後方から上顎機能咬頭の排列を確認する。

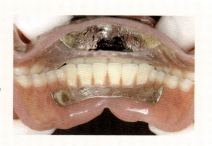

調整研磨の7つ道具

人工歯・床調整
技工用カーバイドバー クロスカットコース #1571（エデンタ）

斜面に沿って咬合調整したり、義歯床形態修正（小帯部の形態修正）に適している

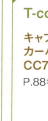

人工歯・床調整
技工用カーバイドバー クロスカットコース #1510（エデンタ）

咬合調整および義歯床形態修正に適している

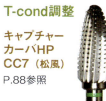

T-cond調整
キャプチャーカーバHP CC7（松風）

P.88参照

金属床調整
アジャストカーバHP（松風）

チタンコーティングを施したメタル調整用カーバイドバー

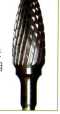

床用レジン調整

基本的にはどのメーカーのものでもよいが、切削しやすいクロスカットのものを選ぶ

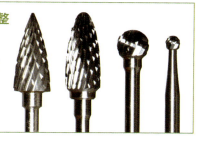

研磨

研磨用ポリッシャー（コメットアクリルポリッシャーHP用）（コメット）

［ミディアム］　［コアース］

荒研磨から中程度の研磨まで可能。削ったシリコーンが、レジン床に付着することが少なく、きれいな仕上がりになる

研磨用ホイール エステホイール HP（アイキャスト）

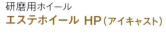

通常は、エステシャイン HP を付着させて艶出し研磨をするが、床研磨を行うのに使用する

研磨用ブラシ ヘキサゴン ブラシ（ブレーデント）

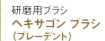

歯間乳頭部や歯頸部を中心に研磨をする

エステシャイン HP（アイキャスト） ブレイジングコットン ヤーンタイプ（B.S.A.サクライ）

 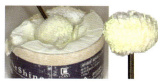

脂肪酸とアルミナを含んだ艶出し研磨材のエステシャイン HP は、床・金属ともに研磨できる

最終義歯セット当日から2週間後
咬合と適合の比較

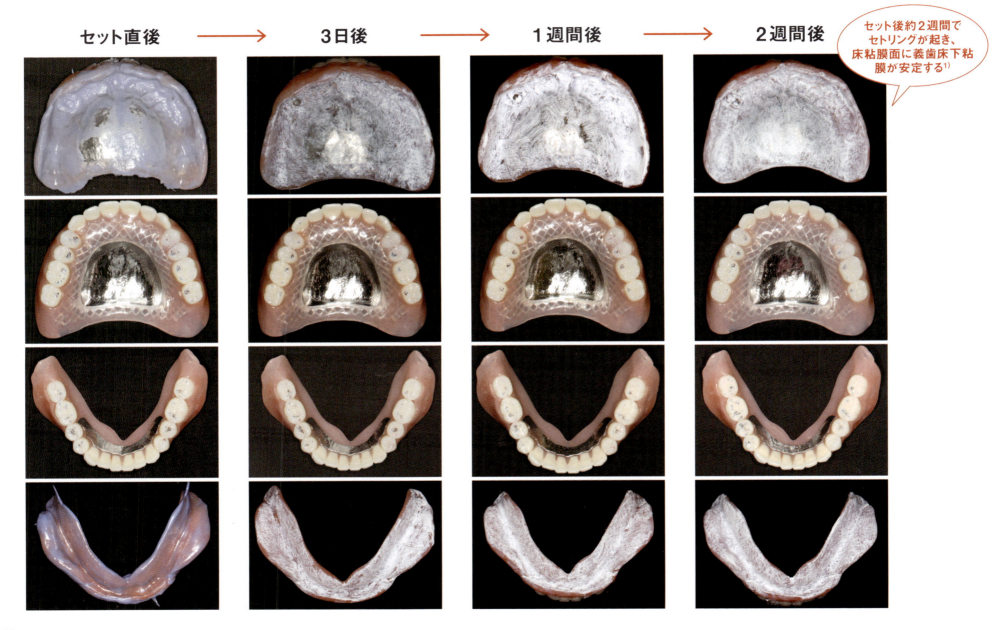

セット直後 → 3日後 → 1週間後 → 2週間後

セット後約2週間でセトリングが起き、床粘膜面に義歯床下粘膜が安定する[1]

最終義歯セット当日から2週間後
咬合調整の比較

中心咬合位で上顎舌側咬頭を残すように調整
咬合が収束するように調整

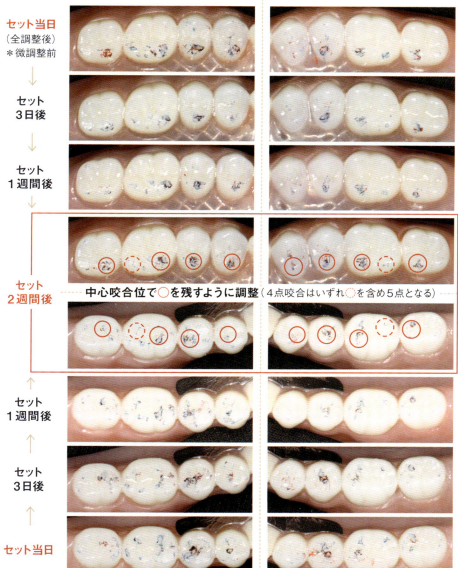

セット後1〜3日後の調整は必須！
初期の義歯性疼痛と義歯性潰瘍の対応

義歯性疼痛や義歯性潰瘍が出たら……原因は咬合か、適合かを考える

咬合と適合の両方を比較し、どちらが原因なのかを検討し、咬合調整をすべきか床適合調整をすべきか考える。本症例の傷は $\frac{5\ 4}{5\ 4}$ 部で早期接触した結果、義歯がズレたことで生じたと考え、咬合調整を行う。

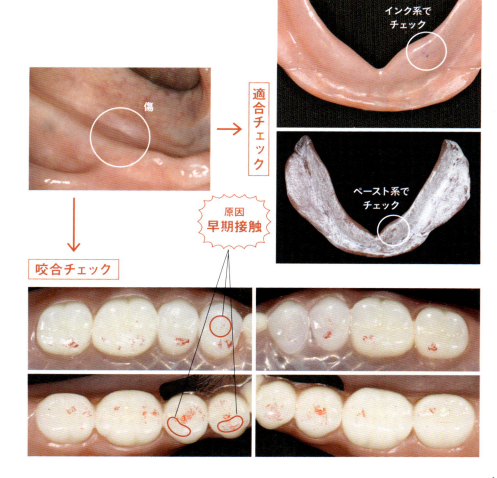

10 最終義歯セット

Chapter 10 参考文献

1）前田芳信：磁性アタッチメントの Dos&Don'ts!. クインテッセンス出版，東京，2010.

術後10年

Chapter 11

　本書に掲載した症例は、2015年に最終義歯（新製義歯）を装着し、2025年に術後10年となった。最終義歯装着から10年間、上下顎総義歯は、咬合や顎間関係、適合、そして義歯床形態に問題はなく、維持安定もしていた。しかしながら、10年間で下顎総義歯中切歯および側切歯人工歯3本が脱離した。原因は、患者が食事で総義歯前歯部を習慣的に酷使したことで負担がかかり、下顎前歯人工歯が脱離したものと考える。患者は、大好物の焼きトウモロコシをそのまま前歯人工歯で丸かじりして食べたり、プラムやすももなどの大きな種の周りの果肉を前歯人工歯でこそぐように食べたり、また、丸干しの焼魚など硬い食品を前歯人工歯でかじって食べており、上下顎総義歯で食べられないものはないと言う。

　本章では、最終義歯装着から術後10年間の咬合と適合状態を比較し、義歯が10年間維持安定した理由を考察したい。

最終義歯装着から術後10年の
咬合と適合の比較

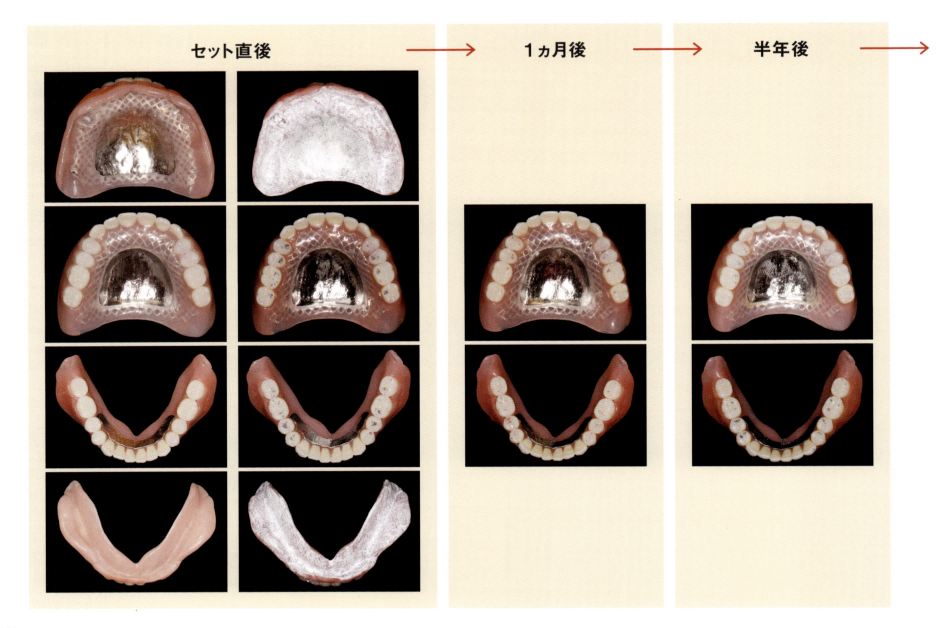

セット直後 → 1ヵ月後 → 半年後 →

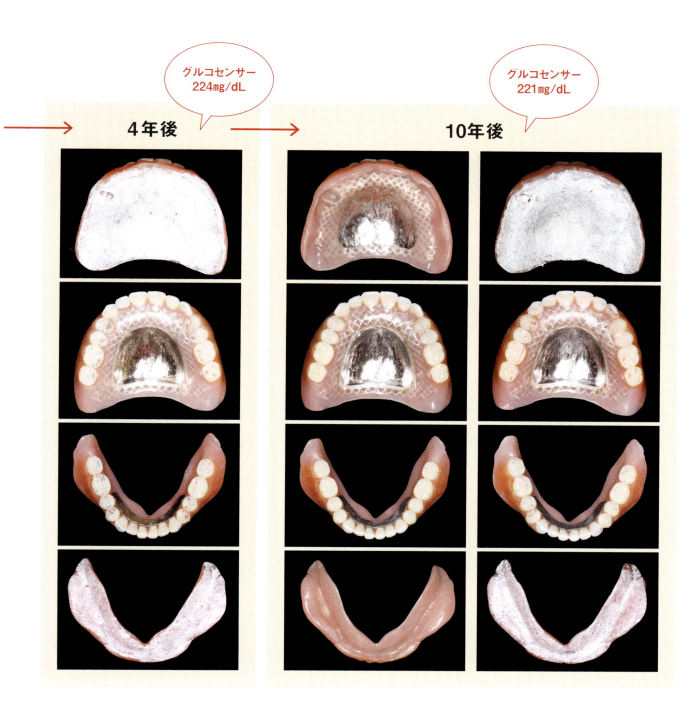

4年後　グルコセンサー 224mg/dL

10年後　グルコセンサー 221mg/dL

最終義歯装着から10年、なぜ、義歯が維持安定できたのか

　最終義歯装着から術後10年が経過した現在も、6ヵ月（時により1年）ごとに定期検診を行っている。義歯の咬合および適合状態も良好に経過している。最終義歯装着時は客観的機能評価として咀嚼能力検査（グルコセンサー GS-Ⅱ®：ジーシー）を行っていなかったが、最終義歯装着後4年のグルコース溶出量は 224mg/dL、最終義歯装着後10年のグルコース溶出量は 221mg/dL（有床義歯装着者基準値：グルコース濃度 100mg/dL 以上）であり、ほとんど変わりなかった。

　本症例初診時の旧義歯は、とくに咬合および顎位が不良で顎変位が認められた。そして、下顎臼歯部顎堤吸収や口腔周囲組織の緊張が著しかった。咬合および顎位の安定を図るため、暫間義歯を用いたこと、また、従来法で印象採得が困難とされる可動粘膜が顎堤頂まで及ぶような顎堤吸収無歯顎症例に対し、口腔周囲組織の機能運動を十分に反映した義歯床辺縁形態と、研磨面形態を採得できるティッシュコンディショナーを用いた機能印象を行ったことなどにより、本症例が術後10年にわたり維持安定できたものと考える[1]。

11 術後10年

Chapter
11 参考文献

1）前畑 香：ティッシュコンディショナーを用いた閉口機能印象で全部
床義歯製作した症例. 日補綴会誌, 13：20-27, 2021.

Chapter 12

その他

　新しい義歯を長期にわたって使用するためには、義歯清掃の概念を患者に理解してもらう必要がある。義歯清掃の目的は、デンチャープラークの付着を予防するだけではなく、デンチャープラークによる義歯の劣化を予防することである。また、デンチャープラーク内の微生物は、義歯から歯牙・歯周組織へ、そして歯牙・歯周組織から義歯へと移行を繰り返すため、義歯床下に根面板や磁性アタッチメントが残存する場合、十分なプラークコントロールが望まれる。義歯清掃の基本は義歯ブラシによる機械的清掃であるが、歯石付着や色素沈着を起こした義歯は、化学的清掃に頼らざるを得ない。
　本章では、機械的清掃と化学的清掃などに言及する。

デンチャープラークの実態

【☞ P.120】

　デンチャープラークとは、「義歯表面に形成される湿重量 1 g 当たりに 10^{11} 〜 10^{12} の微生物を含むバイオフィルム」と定義され[1]、その構成はプラークと類似するといわれている[2]。デンチャープラーク内の微生物は、唾液を媒体とし、義歯から歯牙・歯周組織へ、そして歯牙・歯周組織から義歯へ移行を繰り返す。

　現在、デンチャープラークも含めた口腔内のプラークコントロールに関する考え方は、口腔疾患の改善や予防に留まらず、歯周病原細菌と関連性が高いとされる全身疾患（糖尿病・誤嚥性肺炎・心筋梗塞や脳梗塞・動脈硬化・早産など）の改善や予防へと広げられている。

患者教育
義歯清掃の必要性

【☞ P.120】

　総義歯装着者の多くは高齢者である。高齢者である総義歯装着者が理解する

まで、総義歯の清掃目的と清掃方法を、繰り返し説明する必要がある。

　義歯清掃目的は、口腔内疾患だけではなく、全身疾患の原因とも指摘されているデンチャープラークが総義歯に付着・増殖することを防ぐこと、そしてデンチャープラークによる総義歯構成要素（人工歯や床用レジンなど）の劣化を防ぐことにある。

　セットした最終義歯を清潔にかつ劣化させないように長期使用するためには、義歯清掃は絶対的に必要である。特に人工歯や床用レジンに用いられているレジン内部にデンチャープラークが侵入した場合、レジンを劣化させる。また、経年劣化したレジンはデンチャープラークが付着・増殖しやすい状態にあり、デンチャープラークの温床となる。

義歯清掃状態で選ぶ
Office 用と Home 用
義歯洗浄剤の違い

【☞ P.120】

　義歯清掃は、機械的清掃と化学的清掃に分けられる。テレビや新聞などの

宣伝広告の影響を受け、機械的清掃よりも化学的清掃が優先される傾向にある。しかし筆者は、義歯清掃の基本は義歯用ブラシによる機械的清掃と考えている。そして、化学的清掃はあくまでも機械的清掃による清掃不良を補うものと位置づけられる。

　しかし、義歯に一度付着した歯石様沈着物や外因性色素沈着物を機械的清掃で除去することは困難であるため、化学的清掃に頼らざるを得ない。

　義歯洗浄剤は有効成分や洗浄作用から、過酸化物、次亜塩素酸、酸、酵素、消毒薬、生薬、その他に大別されるが、歯石様沈着物の除去には酸性義歯洗浄剤、外因性色素沈着物の除去にはアルカリ性義歯洗浄剤が効果的である。

　義歯洗浄剤は有効成分の違いにより、金属の腐食やレジンの物性変化を起こす可能性があるため、効能や適応に注意を払わなければならない。

　さらには、義歯のアルコール消毒や熱湯消毒などの誤った義歯洗浄に関する解釈がなされている可能性もあるため、患者への説明を十分に行う。

Office 用義歯洗浄剤

　院内における義歯洗浄は、限られた

診療時間のなかで効果的に除去することを目的とするため、歯科医院専用義歯洗浄剤として酸性義歯洗浄剤とアルカリ性義歯洗浄剤の両方を完備し、義歯清掃状態に合わせて使い分けることを勧める（歯石様沈着物が付着した義歯をアルカリ性義歯洗浄剤を用いて洗浄した場合、酸性義歯洗浄剤を用いた場合と同等の洗浄力は期待できない）。

Home 用義歯洗浄剤

患者用義歯洗浄剤は、基本的には中性洗浄剤（キラリ［ニッシン・モリタ］）の使用を試みる。

しかし、患者の義歯清掃状態や食生活および喫煙などにより、歯石様沈着物の付着が多い患者には、酸性義歯洗浄剤（歯石くりん［ニッシン・モリタ］）、茶渋や喫煙などの外因性色素沈着物の付着が多い患者にはアルカリ性義歯洗浄剤（ピカ［松風］＊酵素剤とアルカリ‐酸化剤の2種が含まれているが、ステイン除去効果を発揮するのはアルカリ‐酸化剤である）を機械的清掃と併用するように患者指導する。

12

その他

総義歯患者の口腔ケア

歯肉マッサージ	根面板・磁性アタッチメント	義歯の清掃
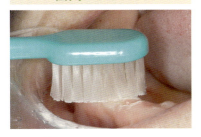	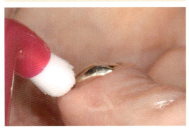	

Office用とHome用義歯洗浄剤の違い

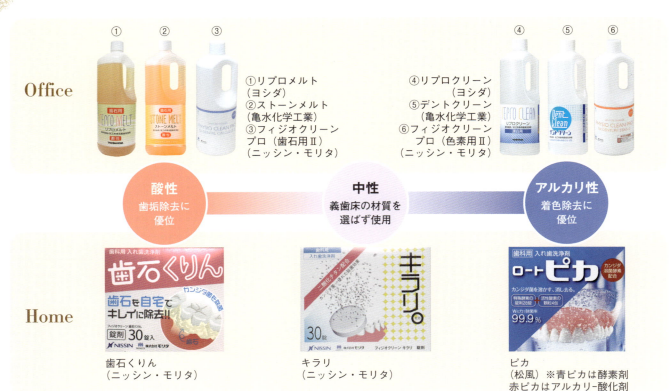

Office
① リプロメルト（ヨシダ）
② ストーンメルト（亀水化学工業）
③ フィジオクリーンプロ（歯石用Ⅱ）（ニッシン・モリタ）
④ リプロクリーン（ヨシダ）
⑤ デントクリーン（亀水化学工業）
⑥ フィジオクリーンプロ（色素用Ⅱ）（ニッシン・モリタ）

酸性 歯垢除去に優位 — **中性** 義歯床の材質を選ばず使用 — **アルカリ性** 着色除去に優位

Home
歯石くりん（ニッシン・モリタ）
キラリ（ニッシン・モリタ）
ピカ（松風）※青ピカは酵素剤 赤ピカはアルカリ-酸化剤

見ためが歯ブラシと同型の義歯用ブラシ
TePe Pr（TePe）

毛束にポリアミドを採用し、ストレートの柄はパームハンドでしっかり握れる構造をしている。患者自身が義歯用ブラシを人目にさらしたくない場合や、義歯の使用を隠している場合、ブラシを洗面所に置いて人目にさらしても、他人から義歯用ブラシであることを気づかれにくい

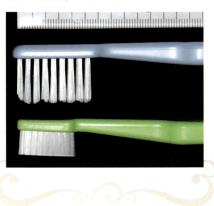

番外編 磁性アタッチメント時の排列ポイント

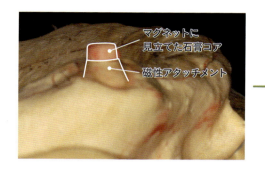
マグネットに見立てた石膏コア
磁性アタッチメント

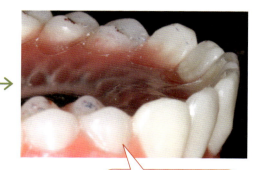
見ためはほぼ左右同じ排列でも、4┘人工歯基底面はかなり切削されている

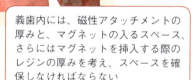
義歯内には、磁性アタッチメントの厚みと、マグネットの入るスペース、さらにはマグネットを挿入する際のレジンの厚みを考え、スペースを確保しなければならない

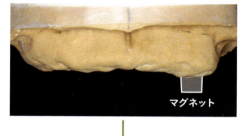
マグネット

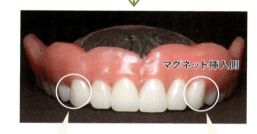
マグネット挿入側

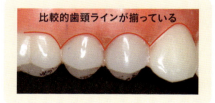
比較的歯頸ラインが揃っている

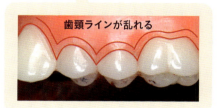
歯頸ラインが乱れる

人工歯が短い理由と注意

基本的に人工歯排列では、審美性に配慮し、人工歯歯頸ラインを合わせる。しかし、長期にわたる歯周疾患の罹患による骨の挺出や隆起がある場合、さらに咬合高径の挙上に限界がある場合には、人工歯排列スペースに制限が出てくる。結果として、人工歯歯冠長径は短くなる。

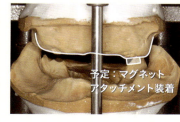
予定：マグネットアタッチメント装着

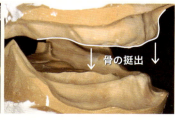
骨の挺出

人工歯排列スペースが確保できない理由

- ☑ 使用義歯（旧義歯・治療用義歯）の咬合高径が低く、咬合挙上ができない場合
- ☑ 骨隆起や骨の挺出のため、顎間距離が部分的に短くなる場合
- ☑ 磁性アタッチメントの装着

番外編　磁性アタッチメントの製作と調整

1 磁性アタッチメントの製作

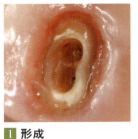
1 形成

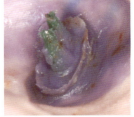
2 印象

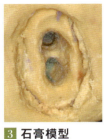
3 石膏模型

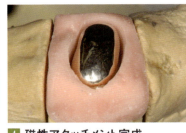
4 磁性アタッチメント完成

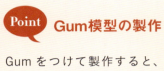
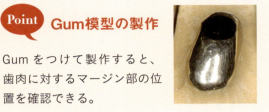

Point　Gum模型の製作

Gumをつけて製作すると、歯肉に対するマージン部の位置を確認できる。

2 セット前処理

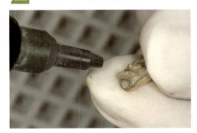
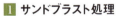
1 サンドブラスト処理

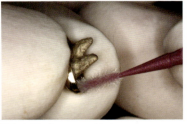
2 金属プライマー塗布

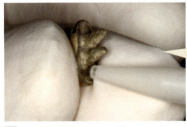
3 グラスアイオノマー系レジンセメントでセット

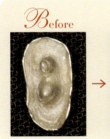

比較チェック！
サンドブラストを行い、プライマーのぬれを増加させる

3 セット

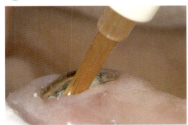
1 余剰セメントを除去する

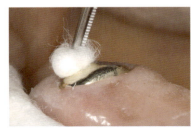
2 余剰セメントをさらに拭き取る

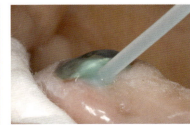
3 感水防止材を塗布し、光照射

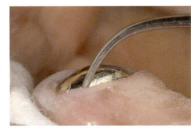
4 セメントアウト

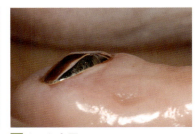
5 セット完了

4 義歯内面調整

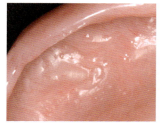
1 調整前

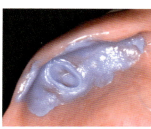
2 該当部のみフィットチェック

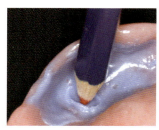
3 強い当たりを印記

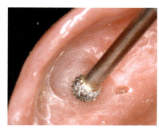
4 切削

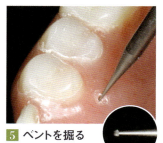
5 ベントを掘る

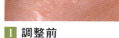
6 レジンプライマー塗布

5 マグネットセット

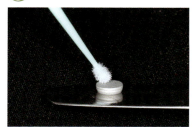
1 マグネットにメタルプライマー塗布

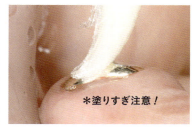
＊塗りすぎ注意！
2 ワセリン塗布

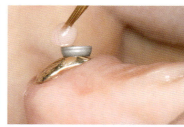
3 マグネットを置き、レジンをのせる

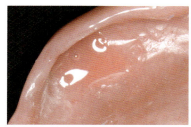
4 義歯内面にレジンをのせる

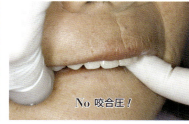
No 咬合圧！
5 手指圧で義歯を押す

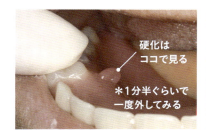
硬化はココで見る
＊1分半ぐらいで一度外してみる
6 余剰レジンがベントから出るのを確認

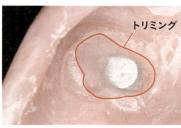
トリミング
7 レジン硬化後アンダーカットをトリミング

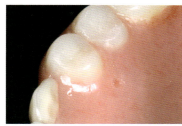
8 ベント部をレジンで塞ぎ、研磨する

金属補綴物には
RGIC（接着性グラスアイオノマーセメント）
**オートミックス型
接着性レジンセメント Nexus**
（カボ デンタル システムズ ジャパン）

オートミックスタイプの接着性レジンセメント。5秒の光照射で感水を防ぎ、フッ素徐放を目的とするグラスアイオノマーの特性を十分に引き出せる

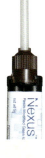

12 その他

Chapter
12 参考文献

1 ）濱田泰三，二川浩樹：デンチャープラークとオーラルヘルスケア．補
綴誌，45：561-581，1991.
2 ）Abelson DC：Denture plaque and denture cleansers. J ProsthetDent,
45：376-379,1981.
3 ）Budtz-Jorgensen E, Theilade E, Theilade J & Kelstrup J：Microbiology
of denture plaque and its control by chemical agents. Proc Eur
Prostho-donticAssoc, 60-64, 1980.

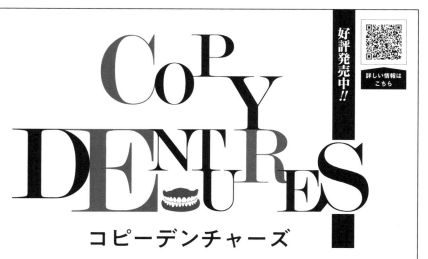

COPY DENTURES
コピーデンチャーズ
複製義歯の製作とその活用法

好評発売中!!
詳しい情報はこちら

前畑 香　ナカエ歯科クリニック
鈴木 宏樹　医療法人井上会 篠栗病院
松丸 悠一　Matsumaru Denture Works

コピーデンチャー。
それは患者も術者も楽になる臨床の引き出し。

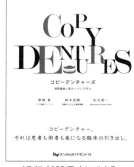

AB判／128頁／オールカラー
定価（本体 7,200 円＋税）

複製義歯、いわゆるコピーデンチャーは、旧義歯に悩む患者に応用することで、患者と術者の双方が安心して治療を進められるのが特徴です。その用途は、暫間義歯や印象用トレー、咬合採得用義歯、診断用義歯、記録用義歯、スペア義歯など、多岐にわたります。
　本書では、使用目的や材料、製作法、与えるべき咬合や形態といったベーシックから、気鋭の歯科医師3名による臨床での活用法の提示、そして今後欠かせないデジタル技術を応用したワークフローまで紹介しています。
　これからコピーデンチャーを臨床に採り入れたい方にも、もっと活用の幅を広げたい方にもうれしい、マストバイな一冊です。

株式会社 デンタルダイヤモンド社
〒113-0033　東京都文京区本郷2-27-17　ICNビル3階
TEL 03-6801-5810(代) / FAX 03-6801-5009
URL：https://www.dental-diamond.co.jp/

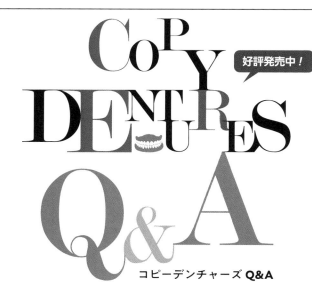

COPY DENTURES Q&A
コピーデンチャーズ Q&A

好評発売中！
詳しい情報はこちら

前畑 香　ナカエ歯科クリニック
鈴木 宏樹　医療法人井上会 篠栗病院
松丸 悠一　Matsumaru Denture Works
湯田 亜希子　こばやし歯科医院

第二弾は50の"？"に答える、
より実践的な知識＆技術を紹介！

『コピーデンチャーズ 複製義歯の製作とその活用法』の発刊から2年。おかげさまで好評を博し、大きな反響がありました。そして、著者らが複製義歯を用いた義歯治療の講演やセミナーを行うなかで、多岐にわたる質問や疑問が寄せられ、それらを集めて回答とともにまとめたのが本書です。昨今では全部床義歯治療において、深刻な難症例が増えており、本書はその治療の引き出しを増やし、複製義歯を臨床に応用していくための実践的な知識や技術を解説しています。前作と併せて活用すれば用途が広がり、よりよい診療に直結します！

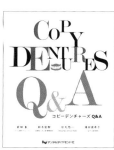

AB判／104頁／オールカラー
定価（本体 8,000 円＋税）

[CONTENTS] 既製フラスコを使わずに複製義歯を製作するにはどうしたらよいですか？／製作した複製義歯に気泡ができます。原因と対策を教えてください。／製作した複製義歯の適合性が悪く、変型してしまいます。原因を教えてください。／複製義歯を即日製作・即日装着した場合、どのくらい診療時間がかかりますか？／部分床義歯の複製義歯を製作するうえでの注意点を教えてください。／複製義歯辺縁のリラインに使用する材料や修正方法を教えてください。　他

株式会社 デンタルダイヤモンド社
〒113-0033　東京都文京区本郷2-27-17　ICNビル3階
TEL 03-6801-5810(代) / FAX 03-6801-5009
URL：https://www.dental-diamond.co.jp/

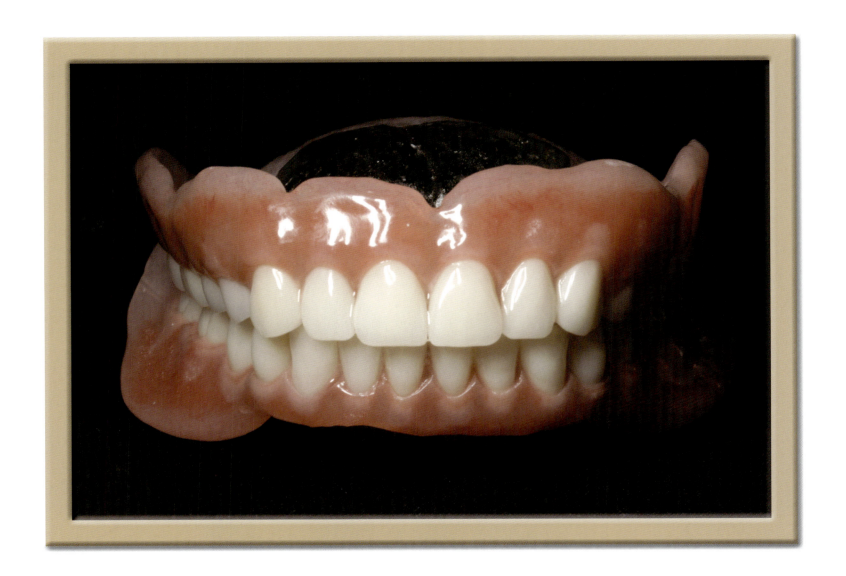

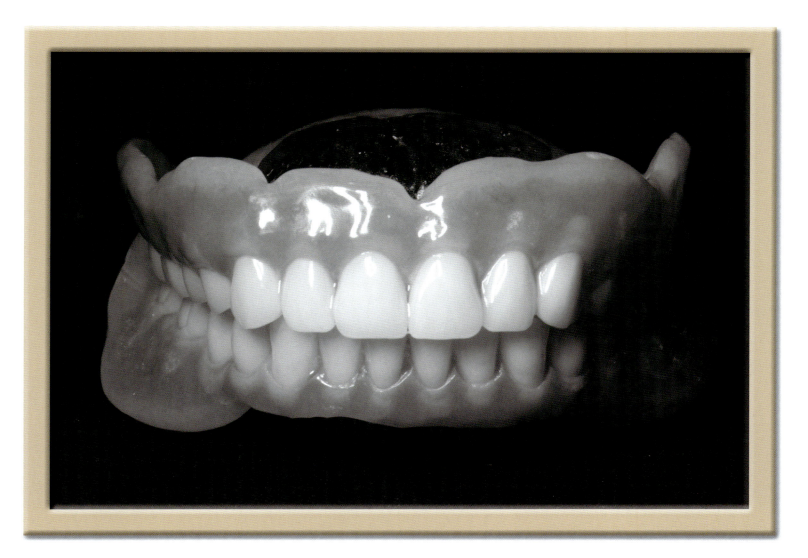

Fin

■ 著者プロフィール

前畑 香（まえはた かおり）

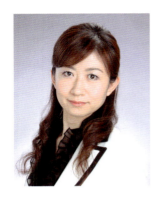

1975年　神奈川県生まれ
2000年　神奈川歯科大学歯学部 卒業
2006年　ナカエ歯科クリニック 院長
2022年　神奈川歯科大学大学院研究科 修了（歯学博士）

●ナカエ歯科クリニック
〒240-0112　神奈川県三浦郡葉山町堀内895-1

神奈川歯科大学 特任教授
有床義歯学会 指導医・理事
日本歯科補綴学会 専門医
日本デジタル歯科学会 専門医
日本顎咬合学会 認定医

DENTURE 1st book 増補改訂版
ビジュアルでわかる総義歯製作"超"入門

発行日	2025年3月1日　第1版第1刷
著　者	前畑 香
発行人	濱野 優
発行所	株式会社デンタルダイヤモンド社
	〒113-0033 東京都文京区本郷 2-27-17 ICNビル3階
	TEL 03-6801-5810（代）　FAX 03-6801-5009
	https://www.dental-diamond.co.jp
	振替口座 = 00160-3-10768
印刷所	株式会社ブックグラフィカ

ⓒ Kaori MAEHATA, 2025

落丁、乱丁本はお取り替えいたします

● 本書の複製権・翻訳権・上映権・譲渡権・公衆送信権（送信可能化権を含む）は㈱デンタルダイヤモンド社が保有します。
● [JCOPY]《(社)出版者著作権管理機構 委託出版物》
本書の無断複写は著作権法上での例外を除き禁じられています。複写される場合は、そのつど事前に(社)出版者著作権管理機構
（TEL：03-3513-6969、FAX：03-3513-6979、e-mail：info@jcopy.or.jp）の許諾を得てください。